The Truth of RWD

リアルワールドデータの
真っ赤な真実

山下武志【著】
Takeshi Yamashita

宝の山か、ゴミの山か

南江堂

【本書を手にとった皆さんへ】

　新しい授業科目，教科と聞いて，どんな気持ちになるでしょう．たとえば，中学校に入学したときの「英語」，高校での「数Ⅰ」，大学教養課程の「法学」や「哲学」がそれにあたるでしょうか．わくわくする気持ち，不安な思い，面倒くさいな，嫌だなという思いなど，さまざまな感情が入り混じったものが浮かぶのではないでしょうか．私にとって，「real world data（RWD）」はそんな存在です．といっても，「今から始めますよ」という前もった始業式やオリエンテーションはなく，突如どこからともなく先生がやってきて，自己紹介もしないでいきなり授業を始めたという感じでしたが…．

　医療は，いつもその時代が求めるニーズに応じ進歩と発展を遂げています．1990 年代より今日まで，無作為化比較試験，クリニカルエビデンス，メタ分析，ガイドラインなどが，そのような発展の中心軸となってきました．これらの「教科」については十分なテキストが世に生まれ，さまざまな機会を通じ教育・啓蒙がなされています．しかし，こうした教科だけでは，時代が医療に求めるニーズにやがて対応できなくなるような気がしています．だから，新しい「教科」が萌芽しつつある…このように受け止めてみたらどうでしょう．

　本書は「real world data」に関するテキストと自負してますが，なにぶん，筆者はまだこの教科の期末試験を受けたことがないばかりか，その授業を受けている真っ最中です．さらに，「だからこそ入門書としてむしろ適切だろう」なんて都合のよいことを考えています．それでも，読者には新しい教科の授業を受け始めたときのわくわく感を少しでも感じてもらえたら幸いです．

　ちなみに，「real world data」に似た用語に，「real world evidence」という言葉があるのですが，勉強すればするほど後者の用語は今一つなので，本書では前者の用語を用いました．クリニカルエビデンスと混同，誤解してしまうような用語を用いるのではなく，正々堂々と，これまでとはまったく異なる教科なんだと胸を張るぐらいのほうがぴったりだと思うからです．

2017 年 6 月

山下武志

【目次】 *Table of Contents*

第1章 花盛りのリアルワールドデータ（RWD）に戸惑っていませんか？……… 1

1 RWD とは何？……… 2
- 最近よく耳にする RWD という用語 ……… 2
- なぜ今，RWD なのか？……… 5

2 PubMed にみる RWD の現状……… 9
- RWD のトレンドをみてみる……… 9
- トレンドとなる背景……… 10

3 膨大な RWD を少しだけ実感してみる……… 16
- 巷にあふれる RWD……… 17
- あふれている RWD…その中身は？……… 20
- RWD は多様性を持っている……… 27

第2章 「無作為化比較研究（RCT）は観察研究より上位」という考え方にすぐ納得できますか？……… 29

1 エビデンスのピラミッド……… 30
- エビデンスのピラミッドが生みだす盲信……… 30
- エビデンスレベルが高いものをそのまま現場にあてはめてよいのか？……… 32

2 「efficacy」と「effectiveness」は違う……… 34
- 「efficacy」と RCT……… 34
- 「effectiveness」と RWD……… 35
- 似ているようで異なる2つの単語……… 35
- ちなみに「efficiency」とは？……… 36

3 臨床現場は二度変わる……… 38
- RCT による efficacy の証明……… 38
- effectiveness を見出せない RWD もある……… 41

4 RCT と RWD の順序が持つ意味……… 45
- RCD（RCT 発表前）と RCT……… 45

◉ RWD（RCT 発表後）と RCT…………… *47*

◉ RCD と RWD………………… *48*

◉ いつも一致するわけじゃない RCT と RWD の解析結果の受け止め方…………… *48*

5 RWD しか存在できないという現実…………… *50*

◉ 超高齢者を RCT の対象にしてみたら… ……………… *50*

◉ 登録できない患者が多いという現実…………… *52*

COLUMN ❶　ガイドラインはフレイル患者にあてはまるか?…………… *54*

第 **3** 章　**RWD を読むコツ** ………… *57*

1 RWD を読む前提①：「真実はただ一つ」という誤解から解き放たれておく…… *58*

◉ 現実の医療では「答えは一つ」じゃない……………………… *58*

◉ RWD の多様性を実感してみる………… *60*

◉「真実は一つではない」：多様性からみえるもの………… *62*

COLUMN ❷　日本国内における地域差………… *66*

2 RWD を読む前提②：「クリニカルクエスチョンに答える」が目的?……… *68*

◉ RWD の目的がぼやけていないか?…………… *69*

◉ RWD をどのように扱えばよいだろう……………… *71*

◉ RWD の活用には自らの準備, 課題意識が必要……………… *74*

◉ RWD の強みはどんなときに発揮される?……………… *75*

3 RWD を読む前提③：RCT を読むリテラシーが必要……………… *77*

◉「結果」がいつも正しい真実とは限らない……………… *77*

◉「偶然」による結果………… *78*

◉「バイアス」が影響した結果………………… *79*

◉ 結果をみる際の心得……………… *80*

COLUMN ❸　プロペンシティスコア（傾向スコア）マッチング………… *83*

4 RWD を読むための３つのキーワード……………… *86*

◉ まずは３つの前提を念頭に………… *86*

◉ 次に３つのキーワードに注目する……………… *86*

5「標的集団」に注目する………… *88*

◉ RWD を疾患単位でとらえる落とし穴………… *88*

v

- ◉ RWD における患者はどんな患者か？：標的集団を意識する……………… 89
- ◉ 誰が診療を行った RWD なのかに着目する…………… 92
- ◉ 標的集団が自分の意図するものかどうか…………… 94
- **6 結果ではなく「課題意識」に注目する**…………… 96
- ◉ データベースが作成された意図や資本をチェック…………… 96
- ◉ RWD の論文タイトルに筆者の主張が表されていないか？………………… 98
- ◉ 自分なりに RWD の信頼度，重要度をはかる……………… 100
- **7 「患者数」と「イベント数」に注目する**……………… 102
- ◉ 「約」という感覚が持つ重要性…………… 105
- ◉ 「約」の感覚を RWD でどう生かすか？………………… 108

第4章 あふれた「リアルワールド」にある，自分にとっての有益な情報……………………… 115

- **1 発展する保険データベース（ビッグデータ）を読む際の注意**……………… 116
- ◉ 患者登録研究と保険データベース研究は異なる………………… 116
- ◉ 実例にみる保険データベース研究…………… 117
- ◉ 診療報酬明細書から成立したデータベース …………………… 120
- ◉ どうやって研究対象者を抽出するのか？…………… 121
- ◉ 診断的中率の誤差は大きい…………… 124
- ◉ 保険データベース研究の意義と限界を知る…………… 125
- **2 みんなにとっての RWD，自分にとっての RWD**………………… 128

索引………………… 133

第 **1** 章

花盛りの
リアルワールド
データ（RWD）に
戸惑っていませんか？

1 RWDとは何？

「RWD」とは何の略でしょう．辞書で引くと，「rear wheel drive（後輪駆動）」，「rewind（巻き戻し）」，「responsive web design（web開発手法の一つ）」など，およそ医療とは関係のない単語の略があげられています．英語を用いた略号は，異なるものに対しても同じ略を用いるため，門外漢にとってさっぱりわからなくなってしまうときがあります．そして，本書で扱うRWDは，これらとはまた別の単語「real world data」の略です．

最近よく耳にするRWDという用語

この「リアルワールドデータ（RWD）」という用語，最近になってにわかに用いられる機会が増えたようです．「医療ビッグデータ」という単語が広がったのとほぼ同時期ですから，おそらくこの2つの概念には関連性があります．では，そもそもこのRWDの定義は何でしょう．調査してみましたが，はっきりその定義づけを行っている文献を見つけることができませんでした．そのため，用いる人によって意味合いが変化し，誤解が生じかねないこともあります．

「real world」は「現実社会の」という意味ですから，直訳すれば「現実社会（臨床現場）にある医療データ」という意味でしょう．何の変哲もなく，わざわざ新しい用語として略号を作るまでしなくても…という気がします．

- 無作為化比較研究（RCT）によるクリニカルエビデンス偏重に対する反省
- 膨大な資金を要するRCTを数多く実施することが不可能となった．
- RCTにそぐわない患者の高齢化，多様性の増大
- デジタル化社会で臨床現場のデータを集めやすくなった．
- 「医療ビッグデータの活用」という言葉の持つ先進性
- 製薬企業の戦略策定
- プロペンシティスコアマッチングなどの医学統計手法の発達
……

　このような時代背景がいくつも重なり，これまで「observational study（観察研究）」として一段低位に位置づけられていた研究が，あらためていま脚光を浴びています．つまり，RWD研究は，臨床現場のデータを用いた，広義の「観察研究」です．では，なぜ，これまで通り「観察研究」と呼ばないのか，そこにはやはり，古典的な観察研究と何か異なる点があるのかもしれません．

　日本では，RWDという概念の普及が製薬業界主導で進められてきた側面が強く，RWDとは市販後調査（post-marketing survey：PMS）データのことと勘違いしている方も多いようです．確かにPMSによって得られたデータはRWDの一つですが，RWD研究はもっと広くRCTと対比をなす観察研究すべてを指し，以下のような研究スタイルを包括したものです．

- 患者を登録し，フォローアップする前向き観察研究（登録研究）
- PMS
- 電子カルテデータの集積に基づいた研究

- ●処方箋データの集積に基づいた研究
- ●保険データベース（いわゆる医療ビッグデータ）に基づいた研究

　現在，日本で行われているRWD研究のほとんどは，このうち前二者に属します．後三者は，日本は欧米に比較して大きく立ち遅れています．欧米では，ここ数年間，保険データベースを用いた研究成果が大量に報告されてきました．このようなトレンドが契機となって，「real world data（RWD）」という用語が全世界的に頻用されるようになりました．

　一方，私のような臨床現場にいる医療者は，保険データベースを用いた研究結果が注目されたり，重宝されたりすることに，いくばくかの違和感を持ちます．臨床現場を知らない生物統計家が，数字だけをいじくっているという印象がするからです．

　さらに，よく考えてみれば，医療のIT化によってもたらされたデジタル化情報も，すべて「事（イベント）」が生じた後に集められた情報にすぎません．かつて「後ろ向き観察研究」と呼ばれていた研究スタイルとまったく同じです．この「後ろ向き観察研究」はバイアスを含みやすく，「前向き観察研究」より一ランク下にみられてきました．「この研究は，後ろ向きにデータを集積したがための限界がある」というコメントはよく聞くことです．だからこそ「前向き」，できれば「無作為化」がなされた研究結果こそ信頼性が高いとしてきました．このように考え始めると，RWDという用語は，単に「後ろ向き観察研究」というスタイルの後ろめたさを隠したいがために作った用語なのではないかといううがった見方もできそうです．

なぜ今, RWD なのか?

2014年, Journal of the American Medical Association（JAMA）に「Can the learning health care system be educated with observational data?」という, 画期的にも思える小論説が掲載されています（Dehabreh J et al：JAMA 2014；**312**：129-30）.「ヘルスケアシステムは, 自ら作り出すビッグデータを解析し, そこから学びつつ, 自分自身を改善できるか?」という, 医療システムがあたかも人工知能（AI）のように自己学習できるか? という風にも読める斬新なタイトルになっています.

この小論説の中では, 医療システムが作り出したこれまでの観察研究は, その大きなバイアスがかえって医療システムを悪化させるという危惧の念があったことが最初に述べられています. しかし, 将来的には, 自己データから自己学習し, 自らを改善していく可能性が十分に見込めるとし, 次のような図を示しています.

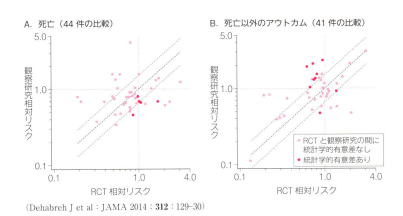

（Dehabreh J et al：JAMA 2014；**312**：129-30）

▶同一の医療介入における観察研究と RCT の相対リスク

同一の医療介入をテーマとして行われた観察研究，RCT を調査し，それぞれ縦軸，横軸にその医療介入の相対リスクをプロットしたものです．観察研究には，患者背景を揃えた解析結果が取り上げられています．この図をみると，予想以上に観察研究と RCT の結果が似通っていることがわかります．もちろん，両者の結果がほぼ同一であるというもの，方向性は似通っているがそのリスク比の大きさが異なるというもの，あるいは方向性そのものが異なるというものもあります．ただ，私はこの図をみて，「観察研究もやり方次第で捨てたものではない」と感じ始めました．緻密な方法を用いることにより，観察研究でもある程度信頼性のある結果が得られるのであれば，わざわざ資金，人手，努力，時間をかけて大規模な RCTを行う必要はなくなるでしょう．

　さらに付け加えれば，いつも RCT が正しいという保証はなく，RCT の結果は，試験デザイン自体に含むバイアスや偶然の産物である可能性も否定できません．RCT に登録できるような患者は，むしろ臨床現場では少なく，RCT の結果を臨床に用いることができないということがままあるからです．つまり，観察研究と RCT における結果の違いは，観察研究だけにその原因があるわけでなく，RCT にもその一因がある可能性があります．
　もちろんこの小論説の筆者は，「RWD 研究がよい，これによって医療システムが必ずよくなる」と言っているわけではありません．将来的に十分な可能性があるものの，その根本には，慎重に RWDを扱うとともに，RWD の解析方法の進歩が必要と考えているようです．

　evidence based medicine（EBM）という考え方が発達し，医療

者がRCTを主とするクリニカルエビデンスの読み方を学ぶ機会は
ここ十数年間格段に増えました．しかし，RCTを中心とする世界で
は，観察研究はバイアスを含んだ一段低位にあるものとして扱わ
れ，案外その読み方を教わる機会がありませんでした．さらに，
「ビッグデータ」，「プロペンシティスコアマッチング」などという
言葉は，具体性や現実感に乏しく，RWD研究の適切な把握を遠ざ
けているように思います．

　私は，循環器領域において2000年代前半から，J-RHYTHM研
究，J-RHYTHM-Ⅱ研究というRCT，J-RHYTHM Registry,
Shinken Databaseという観察研究を行い，また最近ではCVI ARO
（Cardiovascular Institute Academic Research Organization）と
いうアカデミック臨床研究機関（ARO）を統括しながら，on the
job trainingで臨床研究の解釈を学んできています．それでも，実
際にRWDを用いた研究結果を前にすると戸惑います．

　本書は，このような新しい時代の要請であるRWDを前にして，
私自身が最近学び，重要だと思うコツを記したものです．

RWDとは何？

- ▶RWDは，ビッグデータ活用とともに生じた新しい医療研究のかたち．
- ▶RWDはすべての観察研究を包括する，RCTと対比する概念．
- ▶患者登録研究やPMSが現在の日本のRWD研究の主流だが，将来的には保険データベースを扱うことになるだろう．
- ▶慎重に集積されたRWDと解析手法の発達は，従来の観察研究の限界を打破する可能性がある．

2 PubMed にみる RWD の現状

　まずここ数年の RWD の広がりをみておきましょう．日本国内では，まだビッグデータの活用が将来的な可能性にとどまっているので，身近な RWD 研究として患者を登録していく患者登録研究を取り上げてみることにします．

RWD のトレンドをみてみる

　循環器領域の中で，2000 年以降積極的に数々の RCT が行われた疾患の一つが心房細動です．さらに，直接作用型経口抗凝固薬（direct oral anticoagulant：DOAC）の開発目的に，グローバル治験というかたちで巨大な資本が投資され，10,000 人以上もの患者を対象とした大規模 RCT が複数行われたというのも際立っています．一歩進んだこの領域で，患者登録研究がどのような趨勢にあるかをみてみましょう．

　2016 年 9 月の時点で，PubMed に「atrial fibrillation registry」（心房細動患者登録研究）と入力して検索すると，なんと 1,748 件がヒットします．このような研究のトレンドを知るために，年度別に報告数を集計した結果を次の図にピンクで示しました．参考のために，「atrial fibrillation randomized control trial」（心房細動 RCT）と入力した検索結果も赤で示しています．

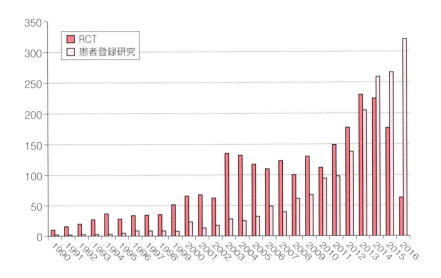

▶心房細動を対象としたRCTと患者登録研究のPubMedヒット件数

　ピンクで示した患者登録研究は，2000年以前にはほとんど行われていません．2000年以降徐々に増加し始め，2010年あたりを境に急増していることがわかります．一方で，赤で示した心房細動を対象とした大規模RCTは，患者登録研究が行われるようになる以前から積極的に行われてきましたが，2013年でピークアウトしています．この様子をみると，両者の研究は並列して行われてきたものではないことがわかります．心房細動という疾患領域では，RCTに遅れたかたちで，RWD研究の一つである患者登録研究が開始されました．RCTが衰退し，それに代わって患者登録研究が成長してきたとも考えられる結果です．

トレンドとなる背景

　このような関係は，疾患によって異なり，現在でもRCTが積極

的に必要とされる分野は数多くあります．しかし，心房細動のような成熟した分野に限れば，RCT から患者登録研究へというトレンドが生じるのは必然のように思います．というのも，次のような時代背景があるからです．

① 臨床的にニーズの高い研究テーマ，診療における疑問が少なくなり，その結果として RCT の「種」の数が減少している．

　かつての心房細動治療と比較して，現在の心房細動治療に対する満足度は上がっています．医療が進歩し，その結果として医療者・患者の満足度が増加するのは当然です．しかし，完全に満足することは困難でしょう．RCT のできる「種」が少なくなればなるほど，RCT の対象とならない「種」に対するニーズが高まるからです．

　無作為化しにくい患者層（例：超高齢者），医療介入（例：侵襲度の大きな治療，逆に侵襲度のない教育介入など），エンドポイント（例：QOL，患者満足度，アドヒアランス）などについて，現在も医療者・患者が満足するような情報は十分ではありません．

② 医療の進歩により，イベントの発生率が著しく低下している．

　標的とする疾患保有者の短期的将来におけるイベント発生率が高い場合，ある治療介入がよいかどうかの判定は，比較的少数の患者における RCT でその結論を得ることができます．かつて，たとえば心房細動患者における脳卒中の発生率は約5%/年でした．このような高いイベン

ト発生率が背景にある場合，ある抗凝固療法，あるいは洞調律を維持させようとする方法の是非を科学的に判定する最良の方法は，介入の有無で無作為化し比較することです．そのために必要な患者数を生物統計学的視点から算出すると，比較的少数の患者で検証可能だからです．1990年代から2000年代前半に，そのようなRCTが数多くなされました（10ページの図の左半分をみればわかります）．このようなRCTの結果がガイドラインに反映され，その当然の帰結として心房細動患者における脳卒中発生率は減少しました．

　ここで，いったん低くなったイベント発生率をさらに低くするための医療介入の是非を判定するには，生物統計学的に，以前より膨大な患者数と観察期間が必要になります．資本を投下するだけの理由がなければ，そのようなRCTは行われにくく，また有用な結果を得づらくなります．

　無作為化しにくい対象・介入・エンドポイント，低いイベント発生率を科学的に吟味するために必要となる膨大な患者数，観察期間，イベント数…．これらを同時に解決する科学的な研究手法を考えた場合，患者登録研究というRWDを使った手法があがってくるはずです．むしろ，医療者としてはこれ以外に思いつかないというのが正直なところかもしれません．結果として，RCTの衰退と同時に，患者登録研究の隆盛が生じます．

　現実のイベント発生率がさらに小さくなったら，どうすべきで

しょう．医療者と患者の双方の努力で登録研究を推し進めても，きわめて低くなったイベント発生率を生物統計学的に解析するには，患者数，イベント数が足りないというような状況です．それを克服するためには，単純に患者登録研究の規模を大きくする方法が考えられます．しかし，それに要する莫大な研究資金は誰が負担するのか，たとえ研究資金が用意できたとしても，登録した莫大な数にのぼる患者のすべてをきちんと経過観察できるか，など多くの課題が生じます．患者には当然，転居などで登録した医療機関から転院してしまう機会があり，それらを登録医師がすべて把握することはできないでしょう．そのような患者は「追跡不能患者（lost to follow-up)」と呼ばれますが，この追跡不能患者の割合がイベント発生率を大幅に上回ってしまった場合どのように考えるべきでしょうか．追跡不能患者には少なからずイベントが発生した患者が含まれているはずです．それでもはたして，公平な科学的な評価と言えるでしょうか．

　行き着くところ，医療が進歩すればするほど，患者登録研究ですらRCTと同じ限界にぶつかります．そのような状況でも使えるデータがどこかにないか…と探し始めて，すでに存在していると気づいた人が諸外国にいました．それは，国民の保険データベースを整備・保有する国の人々で，国民総背番号制による社会福祉提供が豊富に行われている北欧諸国の研究者たちです．そうしたデータベースは国が医療に要する予算を管理するため保有しているデータベースであり，新たに膨大な研究資金を要しません．患者数とイベント数は患者登録研究に比べ膨大なため，非常に小さなイベント発生率に対しても生物統計学的な解析が可能です．国が管理していれば，患者の転居や転院も把握することができ，追跡不能患者は極端

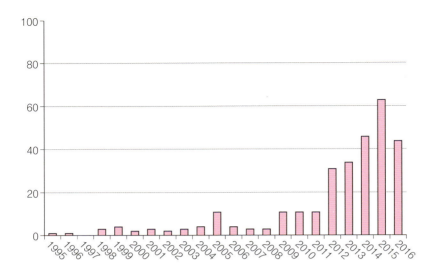

▶心房細動を対象とした保険データの PubMed ヒット件数

に少なくなります．このようにして，医療が成熟し，イベント発生率が低くなった分野では，研究対象は保険データベースに向かわざるを得ません．心房細動という疾患は，すでにこの領域に達しつつあります．ちなみに，PubMed で「atrial fibrillation insurance data」（心房細動の保険データ）と検索した結果を年別に集計してみました．

　RCT や患者登録研究の縦軸と比べると，まだ報告数が少ないことは間違いありません．しかし，報告数のトレンドをみると，患者登録研究に遅れてその増加が観察されています．つまり RCT から患者登録研究へ，そして保険データベースへというトレンドが生じています．これは一時的な流行ではなく，医療の成熟に伴って，必然的に生じるプロセスだと思います．心房細動領域ですらまだ十分

に成熟していないというのが個人的な感想ですが，この先の将来に備えて患者登録研究，保険データベースを用いた研究に習熟しておく必要があるのではないでしょうか．

PubMed にみる RWD の現状

▶心房細動領域の臨床研究のトレンドは，RCT から患者登録研究へシフトしている．
▶さらに最近，保険データベースを用いた研究が患者登録研究に遅れて萌芽し始めた．
▶このようなトレンドの背景には，RCT の「種」の減少のほか，医療の成熟化に伴うイベント発生率の低下，無作為化しにくい患者層，医療介入，エンドポイントの存在がある．
▶将来の成熟した医療の進歩に備えて，RCT だけではなくRWD（患者登録研究や保険データを用いた研究）に対するリテラシーが必要になるだろう．

3 膨大な RWD を少しだけ実感してみる

　現在, RCT を実感することは比較的たやすいと言えます. 有名な PICO（あるいは PECO）は RCT のスタイルを端的に表したものです.

P：Patients　　　どんな患者に
I：Intervention　何をすると
C：Comparison　何と比べて
O：Outcome　　　どうなるか

　RCT では, まず「はい」か「いいえ」で答えられるような基本的質問とそれに対する仮説を立て, その仮説検証に必要な PICO を設定します. そのうえで, 患者を無作為に二分することにより患者背景を揃え, 極力バイアスを少なくしながら, その後の患者アウトカムを調査し, あらかじめ決めておいた統計解析を行って仮説検証を行います. そして, 最終的に設定した基本的質問に対し,「はい（いいえとはいえない）」か「いいえ」で答えるというプロセスです. ある種, お作法といえる「定型的やりかた」が存在するため, 実感しやすく, それを解釈するためのリテラシーも育ちやすいといえます.

　ひるがえって, RWD を用いた研究に何か定型的なスタイルはあるのでしょうか. 実はそれがないというところが, RWD の解釈が難しい一番の原因です. 少なくともこれまでの RWD をみる限り, それらは RCT の延長線上にはなく, かつ RCT に関わるリテラシーは必要という少し厄介なものです. そして, この厄介なものは, すでに巷にあふれかえっています.

16　第1章◉花盛りのリアルワールドデータ（RWD）に戸惑っていませんか？

巷にあふれる RWD

　まず巷でのあふれかえり方を実感しておきましょう．再び心房細動を例にとります．最近，心房細動患者の登録研究に関する総説論文が2編発表され，それぞれのレビューで，代表的な心房細動登録研究が列記されています．

登録研究名	ガイドライン	AF患者数	国/地域	データ収集年	経口抗凝固薬の使用（%）
GARFIELD-AF	複数	10,614	全世界	2009～2011	～60
RE-LY AF	複数	15,400	全世界	2008～2011	30
GLORIA-AF	複数	～56,000	全世界	2011以降	データ待ち
Euro Heart Survey on AF	ACC/AHA/ESC 2001 および ACCP 2004	5,333	ヨーロッパ	2003～2004	64
AFNET	ACC/AHA/ESC 2001	9,582	ドイツ	2004～2006	71
ATRIUM	ACC/AHA/ESC 2001 および ACCP 2008	3,667	ドイツ	2009	83
Prospective non-interventional study	指定なし	2,753	ドイツ	2010	64～73
ISAF	指定なし	6,036	イタリア	2011	46
PREFER AF	ESC 2010	7,243	ヨーロッパ	2012～2013	82
Retrospective, cohort study	ACC/AHA/ESC 2006 および ACCP 2008	171,393	アメリカ	2003～2007	43
ORBIT-AF	ACC/AHA/ESC 2006 および ACCP 2008	10,098	アメリカ	2010～2011	76
REACH	指定なし	～300	アジア（日本を除く）	2006～2011	36
REACH	指定なし	～350	日本	2006～2011	54
REACH	指定なし	～6,000	全世界（アジアを除く）	2006～2011	55

AF：心房細動，ACC：米国心臓病学会，AHA：米国心臓協会，ESC：ヨーロッパ心臓病学会，ACCP：米国胸部疾患学会
（Camm AJ et al：Europace 2015：17：1007-17）

▶代表的な心房細動の登録研究（Europace より）

登録研究名 （スポンサー）	国	年	患者設定	研究目的
AFNET（German Competence Network）	ドイツ	2010	入院患者/ 外来患者	個別化した疾病管理
AVAIL	アメリカ	July 2006-Sept 2009	入院患者	長期の抗血栓療法
CAPTURE	アメリカ （イリノイ州）	Nov 2002-March 2003	入院患者	診療の質指標の比較
Euro Heart Survey	35 ヵ国 （ヨーロッパ）	Sep 2003-Jul 2004	入院患者/ 外来患者	ヨーロッパのガイドラインに対する疾病管理
GARFIELD（バイエル社）	50 ヵ国 （全世界）	継続中（2009-2015）	入院患者/ 外来患者	疾病管理と患者予後の評価
GLORIA-AF（ベーリンガーインゲルハイム社）	グローバル （62 センター）	May 2011-Jan 2013	入院患者	治療選択に影響を与えた特性
J-RHYTHM	日本	Jan 2009-July 2009	外来患者	日本における抗凝固療法の使用
National Cardiovascular Data Registry's ACTION Registry Get With the Guidelines	アメリカ	July 2008-Sept 2009		急性心筋梗塞と AF 患者の予後
Nationwide Danish Study	デンマーク	Patient registry data from 1997-2008 （患者登録データ）	入院患者/ 外来患者	経口抗凝固薬のネットクリニカルベネフィット（リスクと比較したうえでのベネフィット）
ORBIT-AF	アメリカ	June 2010-Nov 2014	外来患者	治療と予後の特徴づけ
PINNACLE-AF（http://www.ncdr.com/webncdr/pinnacle）（National Cardiovascular Data Ragistry）	アメリカ	継続中	外来患者	治療パターンのモニタリング
PREFER-AF（第一三共）	7 ヵ国 （ヨーロッパ）	2012	入院患者/ 外来患者	2010 年のガイドラインを受けての患者の疾病管理
REACH	44 ヵ国		外来患者	AF の帰結（予後）
RE-LY	47 ヵ国	Nov 2005-April 2009	入院患者/ 外来患者	ワルファリンとダビガトランの比較
REVERSE（Sociedad Española de Cardiolgía）	スペイン	Feb-June 2004	入院患者（電気的除細動例）	治療と臨床的特徴の比較
Swedish AF Cohort	スウェーデン	July 2005-Dec 2008	入院患者/ 外来患者	AF における危険因子の調査

AF：心房細動，ITA：一過性脳虚血発作
（Chamberlain AA et al：J Am Heart Assoc 2014：3：e001179）

▶代表的な心房細動の登録研究（JAHA より）

患者背景	AF 患者数	女性 (%)	平均年齢 (± 標準偏差)	発作性 AF (%)	CHADS$_2$ スコア (CHA$_2$DS$_2$-VASc スコア)
AF	9,558	—	—	—	1.6〜1.9
虚血性脳卒中患者	291	51.6	76	—	2〜6
脳卒中 /TIA	1,953	53.2/57.1	66.7/67.5	—	—
通常心電図またはホルター心電図で固定された AF	3,890	43.5	66.4±12.2	30.1	0〜6
脳卒中危険因子を持つ新規発症非弁膜症性 AF	(目標数) 55,000	—	—	—	—
脳卒中危険因子を持つ新規発症非弁膜症性 AF	(目標数) 55,000	—	—	—	—
AF	7,937	31.1	69.7±9.9	37.1	1.7±1.2
AF を伴う心筋梗塞	4,947	42.4	78（中央値）	—	0：3.7% 1：12.9% ≧2：80.9%
非弁膜症性 AF	141,500	47.2	72.6±12.9	—	0〜6 (0〜9)
AF の発症あるいは有病	10,126	43	75	46	75%≧2 (85%≧2)
AF	100,000 以上		—	—	—
AF 既往歴	7,243	40	71.5±11	30	(3.4)
AF リスクのある末梢動脈疾患	6,814	35.6	72.8±9.2	—	2.8±1.3
脳卒中の危険因子を伴う AF	13,507	45.4	66.2	—	—
電気的除細動を行った持続性 AF	1,515	37	63±11	0	—
AF	182,678	47	76.2	—	0〜6

過去の報告論文をレビューするという意味を持つ総説論文では，同時期に発表された場合，取り上げられる臨床研究もほぼ同一になってしまうのが通常です．たとえば，RCTに関する総説論文では，大規模なRCTがそれほど数多くないため，取り上げられるRCTは必然的に限られてしまいます．しかし，RWDに関するこの2つの総説論文に示された表をみると，両者で取り上げられたRWD，片方でだけ取り上げられたRWD，実にさまざまなRWDの選択がなされていることに気づきます．RWDがあまりに多いことに加え，RWDを選択するための基準（RWDの質を判定するための基準）がないため，このようなことになってしまうのでしょう．

あふれている RWD…その中身は？

　これらの表は，巷にあふれすぎて収拾のつかなくなってしまったRWDの様相を示しています．次に，量ではなく，その質にも注目してみましょう．PICOというような定式のないRWD研究の代表例として，2つの総説の両者で取り上げられているRWD研究のGARFIELD研究を取り上げます．

　このGARFIELD研究は，ロンドンにあるThrombosis Research Instituteが主催する研究者主導型の患者登録研究です．DOACを用いたグローバルの大規模臨床試験が複数行われたものの，厳しい患者選択基準や除外基準のため，実臨床現場で同じような臨床効果や安全性が担保されるかどうかは不明であったとして，（主治医が考える）1つ以上の脳卒中危険因子を持つ新規発症心房細動患者（診断6週間以内）を登録し，抗凝固療法を含む疾病管理と患者の予後を「叙述する（describe）」ことを目的に施行されています．

デザイン論文にはその目的が，「The objectives of the registry are to describe"real-life"treatment patterns ; to assess rates of stroke and systemic embolism ; and to assess the outcomes of these patients with specific reference to the incidence of bleeding complications, therapy persistence（including discontinuation, interruption, and changes of therapy regimen）, and fluctuations over time in the international normalized ratio（INR）for patients on VKAs」［登録の目的は，「現実（real life)」の治療パターンを叙述することであり，そのために脳卒中および全身性塞栓症の発生率を評価し，そして出血合併症の発生率，治療の経過（中止，中断，治療レジメンの変更を含む），ビタミン K 拮抗薬（VKAs）投与患者の国際標準比（INR）値の経時的変動を具体的に参照して，患者アウトカムを評価する］（Kakkar AK et al : Am Heart J 2012 ; 163 : 13-9）と書かれています．理解しやすい研究目的ですが，やや目的の数が多いなとも感じるかもしれません．

　研究デザインに移りましょう．参加国は 50 ヵ国，1,000 施設以上，患者数 55,000 人を目標としています．この患者数は 10,000 人当たりの脳卒中・全身性塞栓症発生率の 95％信頼区間が ±0.5％/年となるように設定されています．目標患者数のこうした算出根拠は RCT と異なります．RCT のように「比較」するのが目的ではなく，「叙述」することが目的ですから，その叙述の精度を根拠に目標症例数が決定されているわけです．そして，実際の患者登録方法は，次の図に示すようにかなり複雑です．

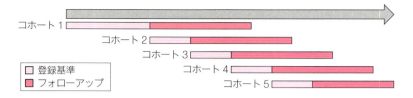

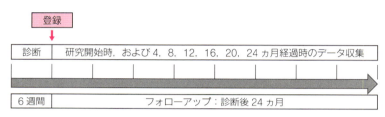

(Kakkar AK et al：Am Heart J 2012；**163**：13-9)

▶GARFIELD 研究における患者登録のフロー

　登録患者は登録時期により5集団（コホート）に分かれ，時代背景別に集積されていますが，医療環境が異なる50ヵ国で登録されるので，時代と地域という2つの点で多様性に富んだ患者集団です．集積される予定のアウトカムを次ページの表で示しますが，症例数設定の根拠とされた脳卒中，全身性塞栓症というエンドポイントに加えて，多種多様なイベントがあげられています．それぞれのエンドポイントの解析に十分な症例数となっているかどうかについては不明です．データ解析プランは，全体，コホート別，そして可能ならば地域別に，患者背景とエンドポイント発生率を斜述し，適切であればその95％信頼区間や，Kaplan-Meier 生存曲線を記載する，となっています．「研究目的以上にデザインが少し複雑だな」，あるいは「これだけのサブグループが設定されて，はたしてそれぞれの解析で信頼するに足る十分な症例数なのだろうか」など感じるとこ

アウトカム	カテゴリー
臨床的イベント	脳卒中（虚血性および出血性） TIA 末梢および全身性塞栓症 肺塞栓症 心不全 心筋梗塞 入院 心臓突然死 非心血管死
出血性イベント 　重症度 　部位 　予後 　利用したヘルスケア	大出血 臨床的に問題となる出血 小出血 頭蓋内 耳，鼻，咽喉 消化管 泌尿器 血管アクセス 回復 回復不能 致死 入院 救急科受診 手術 輸血 医師のコンサルテーション
治療の継続性	治療中止率 治療期間 治療中止理由
何らかによる入院 他院の受診	入院患者，外来患者，救急科受診
ビタミンK拮抗薬に よる治療患者	モニタリングの頻度，タイミング INR値と治療域 モニタリングを行う場所（自己モニタリング，一般診療所・クリニック，専門クリニック，ほか） 用量調節 ビタミンK拮抗薬の中断による抗凝固療法への切り替え INR値と予後の関係
抗凝固療法による治療 　患者	治療の変更（中止，一時的な中断やヘパリンブリッジ） 治療の変更理由（該当する場合） コホートや国別のACTS（Anti-Clot Treatment Scale）を用いた抗凝固療法満足度（4ヵ月， 　12ヵ月，24ヵ月時点）

▶GARFIRELD 研究の集積予定アウトカム

ろはありますが，全体としてこの研究を理解することは可能でしょう．

　このGARFIELD研究の成果は，2016年から続々と発表されています．まず患者登録時の状況について，次に患者アウトカムについて，それぞれ報告があるのでみてみましょう．研究目的とデザインを理解したうえで，期待した結果かどうか，読者それぞれで考えてほしいと思います．

　RCTでは通常，研究結果は1つの図表で表すことが容易です．「Aという治療法に比べて，Bという治療法ではエンドポイント発生がこのようになった」というKaplan-Meier生存曲線をみれば，その結果は一目瞭然だからです．しかし，RWDでは図表1つでその結果を要約することができません．「叙述」が目的である以上，正確に叙述しようとすればするほど図表が増加します．ちなみに，GARFIELD研究の患者背景を示した報告（Camm AJ et al：Heart 2017；103：307-14）では，図が3つ，表が4つあり，どの図表も単独では患者背景や実態を要約できません．その中から1つだけ図を引用してみます．

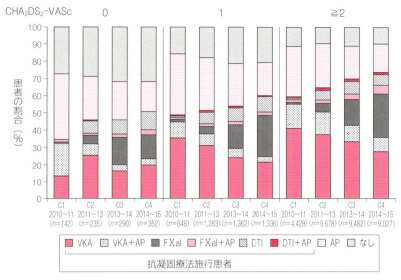

(Camm AJ et al：Heart 2017：**103**：307-14)

▶GARFIELD 研究における CHA₂DS₂-VASc スコア別，コホート別の抗血栓療法の内容

　脳卒中のリスクスコアである CHA₂DS₂-VASc スコア別，コホート別に患者登録時の抗血栓療法の内容が示された図です．この図から論文読者は何を読み取ればよいでしょう．おそらく，読者によって注目する点が異なるのではないかと思います．論文中には，抗血栓療法の内容別の患者背景，コホート別の患者背景，HAS-BLED スコア（出血のリスクスコア）別の抗血栓療法の内容，DOAC が好まれた患者背景因子など，さらに多くのデータが叙述されています．ここで研究デザインを考えれば，おそらく国や地域別にその内容が異なるかもしれないと想像しますが，本論文ではそこまで詳しく述べられていません．実際，本論文でそこまで叙述されると，論文読者にとってはきっと too much な内容に映ることでしょう．

患者背景を叙述した論文とは別に，患者アウトカムを叙述した論文がほぼ同時期に発表されています（Bassand JP et al：Eur Heart J 2016；37：2882-9）．これは患者の予後ですから，患者背景より理解がたやすいだろうと想像できます．実際，結果はかなりシンプルで，次の表に要約されています．登録された心房細動患者に生じたイベントの中でもっとも多いものは全死亡（年間3.83%）で，その後にうっ血性心不全，脳卒中・全身性塞栓症，大出血が続いたという結果です．論文中には，死亡原因の65%が心不全，急性冠症候群，突然死，悪性腫瘍，呼吸不全，感染症であり，抗凝固療法とは無関係なものであったこと，さらにこれらのイベントは患者登録後最初の4ヵ月で生じやすかったことが記載されています．また，地域別の詳細はやはり記載されていませんでした．

	発生率（95%信頼区間）（%）
全死亡	3.83（3.62-4.05）
心臓突然死	1.55（1.42-1.70）
非血管死	1.37（1.25-1.51）
原因不明	0.91（0.81-1.02）
脳卒中・全身性塞栓症	1.25（1.13-1.38）
大出血	0.70（0.62-0.81）
急性冠症候群	0.63（0.55-0.73）
うっ血性心不全	2.41（2.24-2.59）

（Bassand JP et al：Eur Heart J 2016；37：2882-9）

▶GARFIELD 研究における年間イベント発生率

RWD は多様性を持っている

　さて，現在世界で最大規模の患者登録研究，GARFIELD 研究を実感してもらうため，可能な限り端的に目的，デザイン，結果を示してみました．読者にとってこの RWD は心にストンと落ちたでしょうか．RWD は，RCT の PICO やデータ解釈上の基本とされてきた「比較」という操作がないデータです．このようなデータに初めて接した私は，「はたしてこのデータから何を学べばよいのだろうか？」という疑問でいっぱいになりました．

● 「比較」ではない「叙述」という研究目的
● 定式のない研究デザイン
● 選択されない多様な患者背景と多彩な複数のエンドポイント
● 種々のサブグループ解析を行うために十分かどうかはっきりしない患者数
● エンドポイント別に表示される多様なイベント発生率

　データとしてきわめて貴重なものの，そのデータを読む視点によって強調すべきデータやその解釈が多様になってしまう…これが RWD の重要な側面です．残念ながら，現在の日本では，このような RWD の側面を無視して，伝達者にとっての都合のよい数字だけが独り歩きしているような場面も見受けられます．さて，読者の方々はどのように感じ取ったでしょう．

膨大なRWDを少しだけ実感してみる

- ▶すでにRWDは巷にあふれているため，総説でも網羅することができない．
- ▶RWDは，RCTのように比較を前提としていないため，PICOのような1つの定式がない．
- ▶研究目的，研究デザイン，患者背景，エンドポイントはすべて多様で，主要結果は叙述のみ…ここから私たちは何を学び取るべきか？
- ▶RWDの解釈には，量，質の多様性を前提とする必要がある．
- ▶だから，都合のよい数字だけが独り歩きする「RWD」は，RWDではない．

第 **2** 章

「無作為化比較研究
（RCT）は観察研究より
上位」という考え方に
すぐ納得できますか？

エビデンスのピラミッド

　さまざまな臨床研究結果が報告される現在，ある1つの研究成果が将来にわたってどの程度揺るがないものかを知ることは重要です．ある研究成果を信じて行ってきた医療が，その後なされた別の研究であっさりひっくり返るようなことがあれば困るからです．実際，私の属する不整脈領域では，何度となくそのような経験をしています．心室期外収縮数を少なくする治療の一つ（これは観察研究や専門家の意見により導き出されたものでしたが…）が，CAST研究という臨床試験によって覆されました．それ以来私は，どんな臨床研究であれ，その結果は将来の臨床研究によって覆ってしまうのではないかとふと不安になることがあります．

エビデンスのピラミッドが生みだす盲信

　将来の研究でもなかなか覆らない強固さ，これを表しているものがエビデンスレベルです．エビデンスレベルという概念は時代とともに進化していますが，EBMという概念とともに広がった「エビデンス（レベル）のピラミッド」がよく知られています．その中で，観察研究はRCTよりエビデンスレベルが低いと位置づけられています．例として，MINDSガイドラインセンターのホームページに掲載されているエビデンスレベル分類を示します．

レベル	治療／予防，病因／害
1a	RCT のシステマティックレビュー（均一であるもの）
1b	信頼区間が狭い個々の RCT
1c	治療群以外全てが亡くなっている場合（none），または治療群は全て生存している場合（all）
2a	コホート研究のシステマティックレビュー（均一であるもの）
2b	個々のコホート研究（質の低い RCT を含む；（例）フォローアップ 80%未満）
2c	アウトカム研究；エコロジー研究
3a	ケースコントロール研究のシステマティックレビュー（均一であるもの）
3b	個々のケースコントロール研究
4	症例集積研究（および質の低いコホート研究あるいはケースコントロール研究）
5	系統的な批判的吟味を受けていない，または生理学・基礎実験・原理に基づく専門家の意見

［急性膵炎診療ガイドライン，急性膵炎診療ガイドライン 2010 改訂出版委員会（編），2009．http://minds.jcqhc.or.jp/n/med/4/med0011/G0000243/0019（2017 年 6 月閲覧）］

▶エビデンスレベル分類の一例

　このレベルをピラミッドのように描画したものが，「エビデンスのピラミッド」です．絵にすると，もっとも上にあるものが最高位という印象を持ってしまいがちですが，あくまでも，将来の研究成果によって揺るぎにくい結果という意味にすぎず，医学情報自体に位（くらい）があるわけではありません．

　ちなみに，医学情報に位があると勘違いすると，「エビデンスレベルが高い＝行うべき医療」という盲信に陥りがちです．研究結果の強固さと，ある医療を行うかどうかの決定には，直接的な関係はありません．ある医療を行うかどうかは，エビデンスレベルを参考にしつつ，その患者の生命と QOL に及ぼす影響，影響（損得）の大きさ，必要な経済的・社会的コストなどから総合的に決定されるべきです．米国心臓協会（AHA）が公表しているガイドラインでは，横軸を推奨度，縦軸をエビデンスレベルで分割した表を示すことによって，両者が独立の関係にあることを表現しています．

エビデンスレベルが高いものをそのまま現場にあてはめてよいのか？

　この「エビデンスのピラミッド」に要約された情報は，自分の臨床現場にそのままあてはまる真実だろうか？…このような疑問を抱いたことはありませんか．このエビデンスレベルは，あくまでも「論文として報告された臨床研究」という枠の中で決められたものにしかすぎません．ある研究結果が，いくら強固だとはいっても，どのような現場でもそうだと保証しているわけではないからです．患者のアウトカムは，人種，医療環境，医療者（専門性や知識など）や患者（教育レベルや病識など）の特性，医療者-患者関係，患者家族のサポート，病院からの距離…などのさまざまなものによって変化します．このことは，エビデンスレベルで高位に位置づけられた研究結果ですら，他のさまざまな要因によって変化し得ることを意味しています．

　大規模な臨床試験の多くはエビデンスレベルが高い情報と位置づけられていますが，その多くは先進国と発展途上国の両者でなされたものが統合されています．国による違いがどれほどあるかは考えておくべきでしょう．そうすれば，このエビデンスレベルが高い情報を，そのままのかたちで日本人にあてはめることにすら疑問が生じ始めます．ヒトとして共通に現れる現象は，おそらく将来も覆りそうになく，どの国であっても同じようにあてはまるでしょう．しかし，現実医療にはそれ以外の要素も大きく関与しています．ヒトとして共通に現れる現象以外のこと，その重要性も自分の現実の医療で失ってはいけない気がします．これが，「エビデンスのピラミッド」に対して私が抱くイメージの一つです．

エビデンスのピラミッド

- ▶エビデンスレベルは，研究の一側面を示すが，それは，研究結果が将来にわたってどれほど揺るがないかを表現したものである．
- ▶観察研究は，RCTよりエビデンスレベルは低いと位置づけられている．
- ▶「揺るがないから」といって，必ずしも「行うべき」という直接的な関係にはない．
- ▶「エビデンスのピラミッド」は誤解されやすい．ある医療を行うかどうかは，ヒトとして共通にみられる事象以外に，多種多様な環境因子がその成否を決めている．

2 「efficacy」と「effectiveness」は違う

　「efficacy」と「effectiveness」は，どちらの単語も「有効性」と和訳されています．論文のタイトルにこのような単語をみますが，その使い方の差に私はこれまであまり気づいていませんでした．しかし，RWDに関する論文を読み始めると，有効性には「effectiveness」という単語が圧倒的によく用いられていて，両者の単語には本質的な違いがありそうです．

「efficacy」とRCT

　英和辞典では，「efficacy」の和訳として，「有効性」以外に，「効き目，効能」などがあげられています．ちなみに，ロングマン英英辞典では，「the ability of something to produce the right result」と記載されており，何か求めるものをどれぐらい達成できるかという「能力」の意味が含まれ，「効能」と訳されているわけです．どれぐらいの能力があるかを判定するには，適した環境で何かと比較して測定する必要があります．この環境こそRCTなのでしょう．通院回数などの人的コスト，服薬に伴う経済的コストは一切無視しつつ，治験コーディネーター（CRC）などのサポートを用いて完全監視下に近い状況を作り，服薬アドヒアランスを最大限高く維持した状態で，疾患に対する（あるいは疾患の重症度に対する）科学的評価指標の改善度をみたものが「efficacy」です．実際，ある物質を薬剤として認めるか，認めないかを決定するには，このようなデータがなければ判断できません．同時に，改善度だけではなく，すべての副作用頻度のモニタリングも必須でしょう．改善と副作用を天

秤にかけなければ，薬物としての認定ができないからです．このように「efficacy」は，薬物を含む医療介入の，最適条件における最大限の ability や power を表しています．

「effectiveness」と RWD

一方，「effectiveness」の和訳をみると，「有効性」以外に，「実効性」があげられ，少しニュアンスが異なります．ロングマン英英辞典では，形容詞の「effective」が「successful, and working in the way that was intended」と記載され，ability ではなく，思ったようにうまくいっているかどうかというニュアンスを含んでいるようです．そして，effective を用いた例文には，現実世界における出来事を記した文章が数多く記載されています．つまり，現実社会でうまくいっているかどうか，successful だったかどうかを判断しようという意味で，「efficacy」とは意味するものが異なります．これは，RCT より，むしろ RWD を表すためにより適した用語と言えます．

似ているようで異なる 2 つの単語

厳密に考えたとき，efficacy と effectiveness が一致しないという状況を考えることができます．たとえば，アドヒアランスの維持が決してできない薬物，あるいは健康保険がカバーしないきわめて高価な薬物を想像してみましょう．治験のように完全にバックアップのある特殊な環境下では「有効性（efficacy）」が証明されたとしても，現実社会では患者が希望しない，あるいは服薬継続が困難なため，治療中断に至ることが多くなることでしょう．結局，現実の患者にとっては決してうまくいっていない，つまり，「有効性（effectiveness）」はないということになるかもしれません．

35

似ているようで異なる「有効性」，この2つの単語から学ぶことは想像以上に大きいと思います．「Can it work？（efficacy）」と「Does it work？（effectiveness）」は違います．どちらも重要であることには間違いはないのですが，どちらがより重要か選択しなさいと聞かれればどう答えるか，立場によって大きく異なることでしょう．規制当局にとっては，前者が第一義的に重要です．一方，臨床家は，規制当局が認可した薬物しか用いることはできません．つまり，efficacy は当然の前提で，そのうえで effectiveness がより重要ということになります．すべての治療介入は，「efficacy」が証明されたうえで，しかる後に「effectiveness」が観察される必要があります．RCT から RWD というトレンドが必然的に生じる理由は，このような2つの単語の持つ意味にも表されています．

ちなみに「efficiency」とは？

　よく似た単語に「efficiency」という単語があります．これも「有効性」と和訳されていますが，「効率」という和訳もあります．ロングマン英英辞典では，「the quality of doing something well and effectively, without wasting time, money, or energy」とされていますので，まったく異なる意味の「有効性」です．「effectively」という単語が用いられていますから，「現実の社会でどれぐらいうまくいっているかを示す程度」を表しているのでしょう．多くは人的・経済的コストにどの程度見合っているかを表す単語で，患者・医療者だけでなく，もっと大きな社会的視点に立つ用語と言えます．

「efficacy」と「effectiveness」は違う

▶「有効性」という和訳を持つ efficacy と effectiveness のニュアンスの違いは，RCT と RWD の違い，両者の重要性，RCT から RWD へのトレンドを表現している．

3 臨床現場は二度変わる

　多くの医療で，RCT の結果と RWD は同じ方向性を向く，つまり，efficacy と effectiveness の間に大きな差がないことが多いというのが経験則です．しかし，経験則にはいつも例外があります．歴史的に RWD が大きな役割を演じ，臨床現場での認識を変えた例を示します．

RCT による efficacy の証明

　心不全の治療薬の一つに，抗アルドステロン薬のスピロノラクトンがあります．RALES 試験という RCT が 1990 年代に行われ，そのクリニカルエビデンスが確立しました．RALES 試験は，左室駆出率 35％未満の重症心不全患者 1,663 例を対象に，プラセボ群とスピロノラクトン群に無作為に振り分け，全死亡を評価したものです．次ページからの図表で生存曲線と有害事象を示しますが，大きな副作用を伴うことなく，全死亡が約 30％減少しました．この全死亡減少は，心不全悪化による死亡と突然死の減少によるものでした．

38　第 2 章◉「無作為化比較研究（RCT）は観察研究より上位」という考え方にすぐ納得できますか？

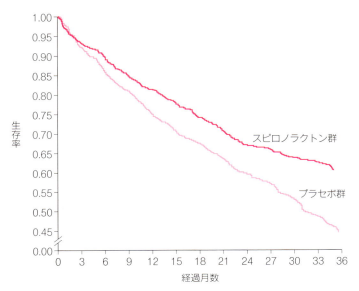

▶RALES試験における生存率の結果

有害事象	患者数［括弧内の数値は頻度（%）］	
	プラセボ群 （n=841）	スピロノラクトン群 （n=822）
1つ以上のイベント	667（79）	674（82）*
有害事象による中止	40（5）	62（8）
心血管障害 　狭心症 　心不全	251（30） 83（10） 80（10）	248（30） 103（13） 52（6）
呼吸器障害 　咳嗽 　呼吸困難 　肺炎 　肺水腫 　胸水	285（34） 117（14） 39（5） 25（3） 7（0.8） 11（1）	262（32） 103（13） 34（4） 17（2） 5（0.6） 3（0.4）
代謝・栄養障害 　高尿酸血症	215（26） 25（3）	269（33） 16（2）
腫瘍	10（1）	13（2）
泌尿器障害	89（11）	99（12）
皮膚・皮膚付属器障害	72（9）	73（9）
筋骨格障害	118（14）	101（12）
神経障害	173（21）	185（23）
精神障害	126（15）	122（15）
消化器障害	241（29）	236（29）
内分泌障害 　男性における女性化乳房[†] 　男性における乳房の痛み[†] 　男性における女性化乳房あるいは乳房の痛み[†]	26（3） 8（1） 1（0.1） 9（1）	84（10） 55（9）[‡] 10（2）[§] 61（10）[‡]
浮腫	21（2）	18（2）
高カリウム血症	10（1）	14（2）

＊：p＝0.17（プラセボ群との比較のため），†：プラセボ群には男性614人，スピロノラクトン群には男性603人，‡：p＜0.001（プラセボ群との比較のため），§：p＝0.006（プラセボ群との比較のため）
（Pitt B et al：N Engl J Med 1999：341：709-17）

▶RALES 試験における有害事象の結果

effectiveness を見出せない RWD もある

　スピロノラクトンの efficacy が証明されて以降，臨床現場では心不全患者に対してスピロノラクトンの使用が顕著に増加しました．そして，実際に生じたことは，RALES 試験の結果とは異なるものでした．これを明らかにした RWD 研究は保険データベースの解析研究ですが，RALES 試験と同じ New England Journal of Medicine に次ページの図が掲載されました．図の上段には，RALES 試験発表後に，スピロノラクトンの処方が急速に増加したことが示されています．これによって死亡が減少するはずでしたが，実際には心不全による再入院や死亡が減少しなかったばかりか，図の下段に示したように高カリウム血症による再入院や死亡が顕著に増加しました．つまり，この RWD は，スピロノラクトンによるメリットを観察できないばかりか，そのデメリットをクローズアップさせました．スピロノラクトンの effectiveness を見出だせなかったのです．

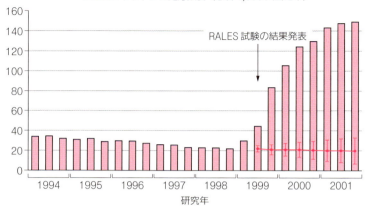

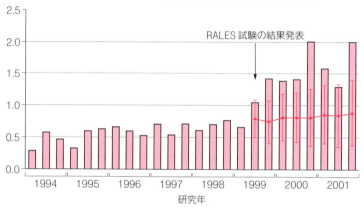

(Juurlink DN et al：N Engl J Med 2004；**351**：543-51)

▶スピロノラクトンの処方と高カリウム血症による院内死亡の頻度

このRWDは，決してスピロノラクトンのefficacyを否定したものではありません．しかしながら，RALES試験で有害事象としてそれほどカウントされてなかった高カリウム血症が予想以上に多く，その使用に注意喚起を促したと言えるでしょう．「臨床現場には，何かRALES試験とは異なるものがある」ことを教えました．もちろんその原因すべてを明らかにすることはできませんが，患者背景，投薬量，薬物アドヒアランス，投薬後の観察などの中にあると考えられています．結果的に，このRWDの報告以降，現場でのスピロノラクトンに対する認識が大きく変化し，処方を行った場合には長期的に腎機能と血清カリウム値のモニタリングが行われるようになりました．

　このような例では，医療介入による進歩の1歩目がRCTによってもたらされ，2歩目がRWDによってもたらされたと言えます．実は，同じような現象が，最近の日本でも観察されています．その一つが，心房細動患者に対する抗凝固療法の領域です．大規模かつグローバルな治験として行われたRCTによって，DOACはそのefficacyが証明され，市販後爆発的に処方され始めました．しかし，半年もたたないうちに副作用による死亡がセンセーショナルに報道されています．市販後調査（PMS）というRWDの一つによって注意喚起を促されたわけです．以降，この薬物処方のあり方は洗練されました．臨床現場が，RCTとRWDによって二度変わるという事態はそれほど珍しいものではありません．

臨床現場は二度変わる

- ▶RCTによってある治療のefficacyが証明されたものの,その後のRWDでeffectivenessに疑問が持たれ,使用方法が洗練されるに至った事例がある.
- ▶臨床現場が,RCTとRWDによって二度変化するという事態は決して珍しくない.

4 RCT と RWD の順序が持つ意味

　異なる意味を持つ RCT の結果と RWD ですが，例外はあるものの両者はおおまかに一致することが多いという経験則には重要な前提があります．それは，RWD が RCT の報告以前に解析されたものか，以降に解析されたものかという RCT と RWD の順序の問題です．

　ここでは，混同をさけるため，RCT 以前に解析された臨床現場の情報を RCD（routinely collected data）と表します．RCT が発表される前に，日常臨床でルーチンに収集されたデータという意味です．

RCD（RCT 発表前）と RCT

　それでは，この RCD と RCT との一致度をみてみましょう．次の図は，RCT の報告以前に，ルーチンに行われている診療現場のデータ（RCD）を用いて，ある医療介入を行う，行わないという2つの患者群を抽出し，プロペンシティスコア（傾向スコア）マッチング（COLUMN ③；83 ページ参照）という方法で患者背景を揃えた RCD 16 件と，その後にこの2つの治療方針の無作為化比較を行った RCT 16 件の比較結果です．主に，循環器疾患が取り上げられていますが，その内容は多岐にわたります．

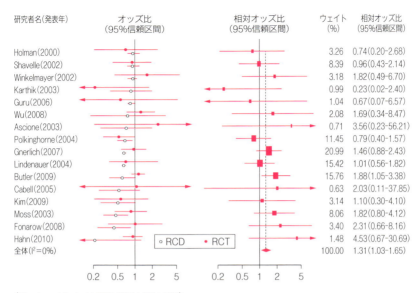

（Hemkens LG et al：BMJ 2016；352：i493）

▶ RCDとRCTの解析結果の比較

　図の左には，ある治療介入が死亡率に及ぼした影響をオッズ比で示し，16の治療介入においてそれぞれRCD，RCTの結果が示されています．RCDとRCTで同様の効果を示しているものもありますが，まったくその効果が逆転しているものもあります．右には，RCDとRCTの治療効果の違いが両者の比として表されています（左方または右方の値では，それぞれRCD，RCTでみられた効果が高く，1は両者でみられた効果が一致することを意味します）．このように図示されると，RCDとRCTが示した結果の相同性はかなり低いことがわかるでしょう．実際，これらすべてを包括した効果（最下段）をみると，RCDのほうがRCTより，医療介入の効果をより良く見積もりやすいことがわかります．本論文では，①31%でRCDとRCTの結果が異なる，②56%のRCDで，そのハザード比

の95％信頼区間からRCTの結果がはずれている，③RCDにおける効果は，RCTより30％良好に見積もられていることを指摘し，RCT発表以前のRCDにはその結果解釈に注意する必要があるとして，RCDではバイアスによるミスリードが十分にあり得ると結論づけています．

RWD（RCT発表後）とRCT

一方で，RCT発表以降に解析されたRWDではどうでしょう．イギリスの保険データベース，UK General Practice Research Database（GPRD）を用いた研究があります．6つのRCTを対象として，RCTの結果と保険データベースを用いたRWD解析の結果が比較されています．そこでは，プロペンシティスコアマッチングが行われているのは当然ですが，さらにPERR（prior event rate ratio）という薬物投与開始時期に関する補正がなされた結果も示

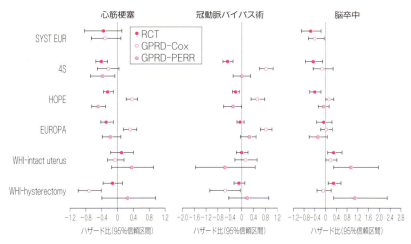

(Tannen RL et al：BMJ 2009；**338**：b81)

▶ RWDとRCTの解析結果の比較

されています.

さて，この結果についてどのように評価するかは人それぞれかもしれません．本論文では，両者の結果がかなり一致するとはまだ言えないものの，RWDがRCTを補完する関係にあると論じています．将来的には，RWDにおける欠損データや生物統計学的手法の改善があれば，RWDの価値はより高まるだろうとも推測しています．

RCD と RWD

RCT以前に解析されたRCDと，以降に解析されたRWDの信頼性を比較することは難しいですが，私はやはりRCT以前のRCDの信頼性は低いと思っています．それは，自分が属する不整脈領域で，何度もRCDの結果が瓦解するのを目の当たりにしたからです．研究者はどうしてもよりよい結果，かつ新しい結果を（まったく悪意はなくとも）無意識のうちに望みがちです．一方，この世に存在するデータはすべて何らかの目に見えない，またそれとわからない偶然やバイアスを含んでいます．そして，目の前にあるデータのバイアスがたまたまよい結果につながるものであれば，研究者にとっては新しい事実に映ってしまうということもある意味で仕方のないこととも言えます．

いつも一致するわけじゃないRCTとRWDの解析結果の受け止め方

他方，RCTが報告されると，研究者にはある種の謙虚さが求められる状況になります．バイアスをコントロールしたRCTの結果に対して，バイアスを内在するデータ（RWD）をもって否定することは誰の目にも非科学的だからです．このような意味で，RCTが

報告されたのちに解析される RWD は，より RCT の結果に近いものだろうと想像できます．しかし，それでも RCT と RWD の解析結果が完全に一致しないことは前節に記しました．そんなとき，RCT と RWD のどちらが真実であるか…そのように考えてしまうことに落とし穴がありそうです．私にとっては，たとえ RCT と RCT 以降の RWD が一致しなくても，それはともに真実です．そして，なぜ，異なるのかを考えたほうがより有意義だと感じています．

RCT と RWD の順序が持つ意味

- ▶RCT 以前に解析された RWD（RCD）はバイアスを含みやすく，RCT 以降に解析された RWD とはまったく異なるものという認識が望ましい．
- ▶RCT 以降に解析された RWD の多くは，その結果が RCT に近いが，いつも一致するというわけではない．
- ▶「RCT と RWD はどちらも真実」…なぜ違うのか，その理由にこそ新しい真実が隠されている．

5 RWD しか存在できないという現実

　ここまで主に RCT と RWD を対比してその意義について述べてきましたが，これでもまだ十分ではありません．世の中には，RCTが存在し得ないという世界があるからです．その一例に，今後日本が率先して解決しなければならない課題があります．それは，超高齢者，あるいはフレイル患者における医療です．このような患者を対象としてなされた RCT はきわめてまれです．それは，そもそもこのような患者層は，無作為化割り付けが適しない患者だからです．

超高齢者を RCT の対象にしてみたら…

　実際に，その典型例として80歳以上の患者を対象としてなされたRCT，After Eighty 試験を取り上げてみることにします．この試験では，80歳以上の非 ST 上昇型心筋梗塞，不安定狭心症患者を対象として，患者を経皮的冠動脈形成術群と内科的療法群に振り分け，その予後を比較検討しています．急性心筋梗塞という致命率の高い疾患が対象であり，予想通り経皮的冠動脈形成術群で複合イベント（その後の心筋梗塞，緊急血行再建，脳卒中，死亡）の発生率が低いことが示されています．ただし，全死亡という観点では両群間に有意差は認められませんでした．

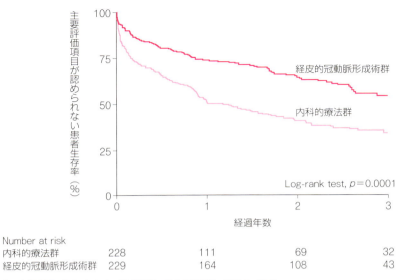

▶After Eighty 試験における生存率（経皮的冠動脈形成術群と内科的療法群）の比較

　これだけをみると，一見普通の RCT と変わらないようにみえます．ところが，患者のスクリーニングから無作為化割り付けまでの過程をみると，そこに特殊な事情があることがわかります．患者選択のフローを次に示しますが，自分がそのような患者を診ることになり，「この RCT に患者を登録できないか？」と聞かれた場面を想定すれば，この図の理解はよりたやすくなると思います．

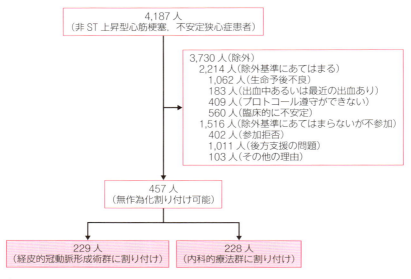

(Tegn N et al：Lancet 2016；**387**：1057-65)

▶After Eighty 試験における患者選択のフロー

登録できない患者が多いという現実

　この図は，高齢者，超高齢者を含む大規模臨床試験の現実を表した縮図と言えるでしょう．候補となる 80 歳以上の非 ST 上昇型心筋梗塞，不安定狭心症患者が 4,187 人いましたが，実際に無作為化割り付けをできた患者は 457 人と，全体の 11% にすぎませんでした．ちなみに，「生命予後不良」と医療者が推定して除外された患者は，その約 2 倍以上に相当する 1,062 人もいます．「プロトコール遵守ができない」，あるいは「臨床的に不安定」と判断され除外された患者も多く，969 人に及びます．現実の臨床では，大規模臨床試験に登録できるような患者よりも，除外せざるを得ない患者のほうがずっと多いという現場が存在しています．むしろ，除外せざるを

得なかった患者のその後を知りたくなると考える医療者も多いことでしょう．

　After Eighty 試験という RCT の結果も真実の一つです．しかし，同時に除外された患者の予後も真実の一つです．どちらも欠かせない情報であることは間違いがありません．そして，今後の超高齢化社会では，超高齢者やフレイル患者などの RCT に不向きな患者数のほうがずっと多くなります．そこには RWD しか存在し得ず，RCT がない以上はその RWD はバイアスが大きくなってしまうという不都合な現実があります．

RWD しか存在できないという現実

▶すべての医療行為，すべての患者層に，やがては RCT の結果が揃うと想像することはできない．
▶そのような領域では，RWD のデータを用いて診療を進めざるを得ない．また，RCT がない以上はその RWD のバイアスは大きくなってしまうという問題は避けられない．
▶今後，超高齢化社会を迎える日本ではこのような領域の拡大が予想される．

COLUMN①
ガイドラインはフレイル患者にあてはまるか？

　私が医師になった頃はまだ診療ガイドラインというものがありませんでした．いわゆるテキストと先輩医師からのアドバイスに基づいて治療を決めていました．テキストといっても，「○○の内科学」という大それたものではなく，いわゆる書店で販売されている若手医師向けの雑誌が多かったというのが実情です．本当のところは，文献検索を行ってテキスト以上の情報を得るべきでしたが，インターネットがなかった時代のことです．図書館に行ってIndex Medicusという分厚い索引本で文献検索し，記載された雑誌を探し，該当ページを実際にみてから，もし役立ちそうならコピー室でコピーをとらなければならず，とてもそのような精神的，肉体的余裕はありませんでした．

　インターネット経由で文献検索が容易となった時代に呼応するかのように，数々の診療ガイドラインが発行されるようになりました．31ページの表に示したようなエビデンスレベルを考慮した推奨が記載されたガイドラインは，自分の若い頃のことを思い出すと夢のような存在です．日本の診療ガイドラインは，海外のものに比較するとやや遅れがちですが，ないのとあるのとではまったく違います．今や多くの若い医師は，この診療ガイドラインを中心において治療を決めていると思います．「テキストと先輩医師」の時代から，「診療ガイドライン」の時代に明らかに変遷したと言えるでしょう．

　さて，この診療ガイドラインの根拠は，多くの場合はRCTの結果，あるいはこれらのメタ分析の結果です．案外気づかれにくいのが，この根拠自体が持っている限界点です．現在，高齢医学では，「健常（robust）」→「フレイル」→「要介護」→「死」という老化の過程が提唱されています．実際に，日本の死亡者の中で突然死の占める割合は低く，多くの患者がこのような過程を経て死亡しているはずです．

では，ひるがえって，RCT がどのような患者に行われ得るかを考えれば，それは robust な疾病保有例に限られています．フレイルな患者，要介護の患者を無作為に 2 つの治療に振り分けたという RCT は，私の知るところ，数多くの RCT を有する循環器領域でさえ存在しません．このことは，診療ガイドラインの記載は robust な患者以外に適応できるとは限らないということを意味しています．したがって，この前提を忘れて，どのような患者にも診療ガイドラインをあてはめようとすると，気づかぬ落とし穴に落ちることがあります．経験に基づいた先輩医師の見立てや，RCT のない領域での RWD にも，それなりの意義があり，診療ガイドラインの不得手な部分を埋めてくれているのです．

3

第　　　章

RWD を読むコツ

1 RWD を読む前提① :「真実はただ一つ」という誤解から解き放たれておく

　ここ十数年間，数多くの RCT が行われ，New England Journal of Medicine や Lancet など欧米の一流雑誌にその成果が華々しく発表される時代に生きていると，「すべての医療には，（たとえ現在不明とされていても）ただ一つの真実が存在する」ように思えてきます．医学を科学の一つとして学んできているので，「答えは一つ」という考え方は大変馴染みやすいものです．また，ヒトという生命体を対象として生物学的に考えた場合には，おそらく真実は（その見え方は多少バリエーションがあったとしても）一つに近いものでしょう．

現実の医療では「答えは一つ」じゃない

　しかし，医学ではなく医療として考えたとき，ヒトとしてではなく社会に属する人間として考えたとき，「答えは一つ」という考え方に賛成できる人の数はずっと少なくなるのではないでしょうか．そこでは，理科系ではなく，文科系の頭で考える必要が生じます．政治や経済から形作られる社会的インフラ，法による医療制度，生命倫理や哲学に根差した価値観が大きく関与するためです．

　臨床研究は，医学でもあり，実際の診療を前提とした医療でもあるという二面性を兼ね備えています．どちらかと言えば，RCT は前者の視点が強い臨床研究であり，そもそも真実は一つという前提から行われる傾向が強いように思います．一方，RWD は後者の視点が強い臨床研究です．現実に行われている医療こそが真実であ

58　第 3 章◉ RWD を読むコツ

り，そこには現実の多様性が存在することを前提としています．

　RCTからRWDへというトレンドが生じる中で混乱が生じやすい原因の一つが，この「真実はただ一つ」というRCTに存在する前提観念かもしれません．現実を描写しようとするRWDの中に，このRCTの前提観念を持ち込んだ瞬間，現実に存在する多様性まで否定してしまうことになりかねないからです．ただ一つの真実は，そもそもRWDではみえにくいものです．例外的に，たまたま一貫していることから真実ではなかろうかと思われることが，時に抽出されるぐらいに考えておくべきでしょう．RWDが，現実に存在する多様な真実を前提にしていることは，なぜか忘れ去られやすいようです．

　世界の各国からRWDが報告されています．そもそもすべてのRWDをみるのは不可能ですが，その中のいくつかをみても，この「多様な真実」が存在していることがわかります．先進国で記録されたRWDと発展途上国で記録されたRWDはまったく異なるはずですが，もしそれらをすべて混ぜ合わせたものをグローバルなただ一つの真実であるかのごとく主張されたら，すぐに受け入れられるでしょうか．濃いものと薄いものを混ぜ合わせて中間色になったときに，その中間色がただ一つの正しい存在であるという考え方です．しかし，実存するのはあくまでも濃い色と薄い色の二者で，中間色は人工的なものにすぎません．

　「日本にいる外国人は何％か」というような単純な質問を考えてみればよいかもしれません．この質問に答えるために，東京都港区を調査すれば7.7％，京都府伏見区を調査すれば2.9％，熊本県熊本

市では 0.6％という数字になりますが，日本全国でみれば 1.6％です［総務省・住民基本台帳に基づく人口，人口動態及び世帯数（平成27年1月1日現在）より］．一つの質問に対する回答は複数あり，いずれも正しいことに間違いはありません．一方，日本全国で平均化された数字を各地域にそのままあてはめれば，それは都合よくないものだろうと誰もが思うはずです．

RWDの多様性を実感してみる

RWDでは，このような例をいくつも取り上げることができますが，第1章でも解説した有名なGARFIELD研究からその証左をみてみることにします．

GARFIELD研究では，26ページの表に示したように心房細動患者の生存率や予後を報告していますが，これらはさまざまな参加国からの登録患者を合算し，平均化したものです．死亡率は年間3.83％，脳卒中・全身性塞栓症発生率は年間1.25％，大出血発生率は 0.7％でしたが，この数字はどの国においてもあてはまるものではなく，むしろどの国にもあてはまらないと考えたほうが正しいかもしれません．しいて言うならば，さまざまな国の患者から構成された仮想国での発生率と言い換えることができるでしょう．GARFIELD研究の結果は真実そのものです．しかし，いつどこにでもあてはまるという意味での真実と誤解してはいけません．実際，この研究では次の図のように死亡率の決定因子を報告していますが，人種を重要な因子の一つとしています．

それによればアジア人は他の人種に比較し，ハザード比が約2倍異なっています．人種によって大きく死亡率が異なることが想像で

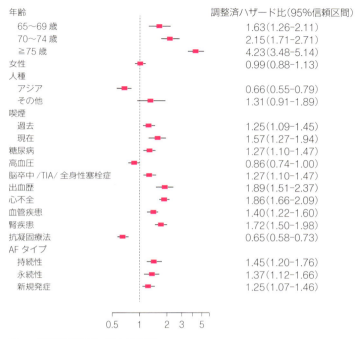

TIA：一過性脳虚血発作，AF：心房細動
(Bassand JP：Eur Heart J 2016；**37**：2882-9)

▶GARFIELD 研究における死亡率の決定因子

きるでしょう．この時点で，全体を平均して得られた死亡率や予後をアジア人にどのようにあてはめればよいかという課題が生じます．さらに，人種を原因にしてよいのか，あるいは居住する社会を原因として考えればよいのか，解釈上の問題も生じることでしょう．

　同じく GARFIELD 研究では，心房細動に対してワルファリンではなく DOAC が処方されやすい患者側の因子を同定しています．そのような患者背景因子の一部を抜粋してみましょう．

	オッズ比（95%信頼区間）
性別	
女性	1
男性	1.08（1.01-1.15）
民族性	
白人 / ヒスパニック / ラテンアメリカ系	1
アジア人	1.28（1.19-1.37）
その他	1.08（0.87-1.35）
年齢	
65 歳	1
65〜80 歳	1.10（1.02-1.18）
80〜85 歳	1.19（1.08-1.32）
>85 歳	1.32（1.16-1.50）

（Camm AJ et al：Heart 2017：**103**：307-17 より抜粋）

▶**GARFIELD 研究における患者背景因子（DOAC の処方例）**

　この表をみると，他の人種に比較してアジア人で DOAC が処方されやすく，85 歳以上の超高齢者で処方されやすいと読めますが，読者はこの結果をすぐ受け入れられるでしょうか．中国，韓国など日本以外のアジア諸国でも，日本と同じように処方されているのでしょうか．本論文では，DOAC はアジアで処方されやすいと結論づけているのですが，これを読んだ日本以外のアジア諸国の医療者はどのように受け止めるべきでしょう．

「真実は一つではない」：多様性からみえるもの

　このような結果をみると，RWD にはたして意味があるかという疑問を持ち始めるかもしれません．そこで「真実は一つとは限らない」という考え方が意義深い例もあげておきます．CHADS$_2$ スコアは，心房細動患者の脳梗塞発生率を層別化できるという簡便なツールです．当初の欧米からの報告では，心房細動患者で抗凝固療法を行わない場合，およそ年間で「CHADS$_2$ スコア（点）×2（％/年）」

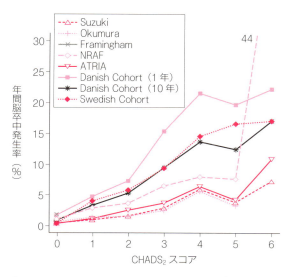

(Olesen JB et al：Thromb Haemost 2015：**113**：1165-9)

▶抗凝固療法が行われなかった心房細動患者における年間脳卒中発生率のまとめ

の確率で脳卒中が発生すると予想できるデータが提示されていました．以降，抗凝固療法が行われなかった心房細動患者における脳卒中発生率が続々とRWDとして報告されましたが，それらの結果をまとめた図を上に示します．

　横軸が$CHADS_2$スコア，縦軸が年間の脳卒中発生率ですが，報告によってその発生率が大きく異なることがわかるでしょう．この原因は判然としませんが，まさに真実は一つでなく多様でした．このうち，日本からの報告が2つ取り上げられていますが，それらに注目すると脳卒中発生率はいずれももっとも低いレベルに位置しています．つまり，このような多様性をみることによって，日本人では

「予測年間脳卒中発生率＝CHADS$_2$ スコア（点）×2（%/年）」という図式はあてはまらないということが初めてよく理解できることになります．多様性を前提として，初めてよく理解できるという真実は案外あるもののように思います．

　さて，最後にもう一つ例をあげましょう．最初に利用可能となったDOACのダビガトランでは，当初より消化管出血の増加が危惧されていました．実際，RCTであるRE-LY試験で，ダビガトラン300 mg/day群でワルファリン群より消化管出血が多いことが報告されていました．その後のRWDではどのような状況なのでしょう．さまざまな保険データベースを用いた研究が報告されています．そのような研究から，ダビガトランとワルファリン使用患者における消化管出血に関する数字を抜き出してみました．

　報告されている数字の単位はさまざまですので大小が気になるかもしれませんが，ここではダビガトランとワルファリンの比較をしてみてください．どちらが優れているのか，まるで一貫性がありません．これらをみて，何が真実だろうか，どの研究のバイアスが大きいのだろうかと考えてしまいやすいですが，このような思考回路

	ダビガトラン	ワルファリン
N Engl J Med 2013 : **368** : 1272-4	1.6	3.5
JAMA Intern Med 2015 : **175** : 18-24	17.4	10
Circulation 2015 : **131** : 157-64	34.2	26.5
BMJ 2015 : **350** : h1857	2.29	2.87
BMJ 2015 : **350** : h1585	9.01	7.02
Stroke 2016 : **47** : 441-9	0.67	0.65

▶ダビガトランとワルファリン使用における消化管出血発生率（%）

がすでにRCTの持つ前提観念に毒されています．RWDを読む際には，これらの研究にはすべてバイアスがあり，同時にすべて真実であるという立場をまずとらなければなりません．同時に，人間は往々にして，このうち都合のよいものを取り出し，これが真実だと理解してしまいやすいことも忘れてはいけないでしょう．

RWDを読む前提①：「真実はただ一つ」という誤解から解き放たれておく

- ▶RCTの前提観念は理科系，RWDの前提観念は文科系．
- ▶実存する複数のものを混ぜ合わせると，実際には実存しない仮想のものが生じてしまうという原則を忘れない．
- ▶世界で行われている現実の医療が，一つでないことは誰もがそもそも知っている．「世界に一つだけの花」はたくさんある．

COLUMN②
日本国内における地域差

海外と日本の違いを述べましたが，日本国内にも疾病発生やアウトカムの地域差が存在します．循環器領域でみてみると，古くから東北地域では脳卒中が多いことが知られています．この理由の一つに塩分摂取の違いなどがあげられていますが，いまだにはっきりと明示されていません．日本の心房細動患者を対象としたJ-RHYTHM Registryでも，心房細動患者の脳卒中発生率が地域により異なることが報告されています．

J-RHYTHM Registryでは，全国の人口分布にほぼ比例するかたちで，北海道，東北，北関東，南関東，北越，中部，関西，中国，四国，九州の10地域から，非弁膜症性心房細動患者が登録されました．2年間の経過観察期間で生じた血栓塞栓症（症候性脳梗塞，一過性虚

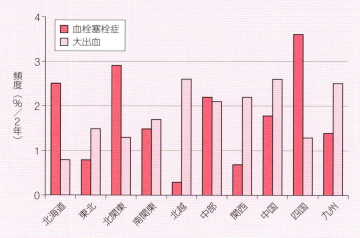

(Inoue H et al：Circ J 2016；**80**：1548-55 より作成)

▶非弁膜症性心房細動患者における血栓塞栓症，大出血の頻度（J-RHYTHM Registry）

発作，全身性塞栓症），大出血（頭蓋内出血，入院を要する出血）の頻度を図に示します．

　同じ日本ですが，10地域に分けると統計学的に有意に血栓塞栓症と大出血の発生率が異なっています．もちろん，このような発生率の差には，患者背景の差異，ワルファリン投与率およびコントロールの差異などが関与しています．しかし，このような考え得る因子をすべて考慮して多変量解析を行っても，地域差はなおイベント発生率に関与する独立規定因子として同定されています．もちろん，未知の交絡因子が関与している可能性もあります．しかし，それぞれの地域には，それぞれの地域に独特な点，特徴的な点があるからこそ，「地域」なのです．地域差がない日本というものを想像すると，無味乾燥に感じるはずです．

　日本国内でさえ地域差があることを知ると，海外のデータをそのまま日本人に応用することにはかなり慎重になってしまいますが，「地域差」があるからこそ人間らしいとも思います．RWDには，このような人間らしさがあふれています．

2 RWD を読む前提 ② :「クリニカルクエスチョンに答える」が目的？

　RCT の結果から efficacy を知り，その後 RWD のデータから effectiveness を知るという順序を単純に考え，たとえば RCT と RWD におけるイベント発生率を比較して，「臨床現場では RCT より良好な結果が得られている」とコメントするような風潮が見受けられます．しかし，これは誤った RWD の用い方の例です．ところが，こう書くと，RWD は「RCT と同じような臨床結果が得られているか？」という質問に答えるものではないかという反論があるかもしれません．まず，このような用い方の難点を科学的に指摘しておきます．

① RCT と RWD では患者背景がまったく異なるので，両者におけるイベント発生率の大小を論じることは不適切である．

② RCT と RWD では，経過観察期間や投薬量が異なる（一般的に現時点の RWD では，観察期間が短く，投薬量は underdose となりやすい）．

③ RWD 研究のうち，特に日本で行われる市販後調査（PMS）は，患者の選択バイアスが働きやすく（副作用を生じにくいと考えられる患者が登録されやすい），臨床現場の限られた都合のよい側面だけが描出されやすい．

④ ①② の問題点を回避するため，たとえば対象薬と同時期に投薬された A という薬の投与患者を基準として，この A 投与群と対象薬投与群とのハザード比を示した場合でも，A の投与そのものの質は不明である．

実際，European Heart Journal では，抗凝固薬を対象とした研究において，こうした RWD の用い方について，「While comparisons between large phase Ⅲ study and postauthorization outcome measures are recommended, statistics on 'head-to-head' comparison among NOACs should clearly be discouraged. The available evidence, in fact, demonstrates that any 'real world' analysis equally comes with a number of possible limitations, including residual confounding, short follow-up, selected patient populations, inconsistency of outcome measures (i. e. major bleeding definition), lack of external adjudication, and incomplete follow-up, hence limiting the generalizability of such comparative data」［大規模な第Ⅲ相試験と承認後アウトカム測定との比較が推奨されるが，新規経口凝固薬（NOACs）間の個別比較に関する統計は明らかに推奨されない．入手可能なエビデンスには，実際には，残存交絡，短いフォローアップ調査，選択された患者集団，結果測定の不一致（たとえば「大出血」の定義の問題），不十分な外部判定，および不完全なフォローアップがみられ，そのような比較データの汎用性は制限される］（Cappato R et al：Eur Heart J 2017；38：238-46）とコメントしています．

RWD の目的がぼやけていないか？

　科学的に不適切であるにもかかわらず，日常では RCT と複数の RWD の結果が横並びに表示されかねない状況です．このような現状があるのは，「都合のよい結果を見せたい」という人間の心理的側面以外に，RWD の目的がぼやけて見えているせいかもしれないと感じるようになりました．

　RCT の目的は「比較」です．一方で，RWD の目的は「叙述」で

す．集積されたデータは一見似ているように見えますが，データが集められた目的は異なります．実際，21ページに示したGARFIELD研究の目的に，「比較」（compareやcomparison）という単語はありません．

　同様に最近行われたアメリカにおける心房細動患者の登録研究であるORBIT-AFⅡ研究でも，「比較」という目的は以下のようにプロトコールに書かれていません（下線は筆者による）．

「The objectives of the ORBIT-AF Ⅱ registry are as follows：(1) to <u>evaluate</u> the safety of non-vitamin K oral anticoagulants, including factor Xa inhibitors and direct thrombin inhibitors, in outpatients with AF；(2) to <u>evaluate</u> clinical outcomes in patients with AF treated with non-vitamin K oral anticoagulants；(3) to <u>describe</u> the management of patients with AF undergoing cardiac procedures and their outcomes；(4) to <u>describe</u> AF patient characteristics, with specific attention to the use of non-vitamin K oral anticoagulants and high-risk subgroups, such as those with chronic kidney disease, acute coronary syndromes, or risk factors for stroke or bleeding；and (5) to <u>describe</u> patterns of switching and discontinuation among anticoagulant strategies in patients with AF」〔ORBIT-AFⅡ研究登録の目的は以下の通りである：(1) 心房細動（AF）を有する外来患者において，非ビタミンK経口抗凝固薬（第Xa因子阻害薬および直接トロンビン阻害薬を含む）の安全性を<u>評価する</u>．(2) 非ビタミンK経口抗凝固薬で処置したAF患者の臨床転帰を<u>評価する</u>．(3) 心臓手術を受けている患者管理およびその結果を<u>叙述する</u>．(4) 非ビタミンK経口抗凝固薬投与例，および慢性腎疾患，急性冠症候群，脳卒中，出血の危険因子を有する患者のような高リスクサブグループに特に注意を払って，AF患者の特徴を<u>叙述する</u>．(5) AF患者

における抗凝固薬戦略の変更および中止のパターンを<u>叙述する</u>］

　数多くの目的が列記されていますが，「compare（比較する）」は
なく，「evaluate（評価する）」と「describe（叙述する）」です．本
来の目的とは異なる「比較」に用いられること（RCT との比較，
他の RWD との比較など）は，RWD にとってはむしろ災難と言え
るかもしれません．ちなみに，日本で行われている J-RHYTHM
Registry，Fushimi AF Registry，Shinken Database は，いずれも
その目的は「比較」ではなく，「叙述」とされています．

RWD をどのように扱えばよいだろう

　こうしてみてくると，比較することが目的ではない叙述データを
どのように扱えばよいか困ってしまうという声が上がることでしょ
う．確かに，先述したような用い方，つまり，RWD を現状の肯定，
賞賛目的に「比較」として用いようとした場合には困りますが，
まったく別の観点，たとえば現状の叙述から新たな課題を見つける
ために用いようと考えたときはどうでしょうか．

　たとえば，DOAC の underdose という課題を考えましょう．保険
適用で定められた用量を用いるのが適切な医療であることは間違い
ないですが（そして，これは RCT では常に遵守されていることで
すが），現実の臨床現場では通常用量は用いにくいという場面が必
ず経験されます．これについて，RCT は何も情報を与えてくれま
せん．では，このような現実にどう対処すべきでしょう．「RCT で
はデータがないから，用いてはいけない」と否定するだけでよいで
しょうか．それは，かえって underdose を地下に潜らせ，結果的に
放置してしまうことにつながらないでしょうか．

「課題があるかもしれない」と考え，現在存在する情報を調査しても，そこに答えがないという状況は社会的にいつも存在しています．たとえば，最近のニュースに「おたふくかぜによる難聴」が取り上げられていました．おたふくかぜの罹患によって不可逆的な難聴になることがあることを，私自身が初めて知りました．このような不幸な状況は，現代の医療でなんとかならないのかと感じましたが，予防法や治療法は確立していないそうです．では，この課題について，まず何から始めるべきでしょう．これに関わる学会では，まずアンケート調査などを用いて，その発生率や状況把握から始めるそうです．「答えがない場合には，まず現況の叙述から始める」…たとえその叙述によってすぐに解決の糸口が見つからなくても，人間はまずそこから歩まなければなりません．そして，これは RWD を用いた研究の目的と同一なのです．

DOAC の不適切用量については，先述のアメリカにおける登録研究の ORBIT-AFⅡ研究が，その実態を叙述しています．その結果によれば，登録患者の 8 人に 1 人が添付文書には従わない不適切用量を投与されていたそうです．登録患者の 9.4% で添付文書の用量以下（underdose），3.4% で用量以上（overdose）が用いられ，その臨床転帰が次ページのように図示されています．いくつかの項目でイベント発生率が異なることが示されていますが，それぞれ患者背景が異なるため，背景因子で補正すると，添付文書の用量以下が用いられた underdose 患者では心血管入院率が有意に高く（脳卒中発生率は統計学的有意差なし），overdose 患者では心血管死が多いなど，臨床転帰が不良であることと密接に関連していたとしています．

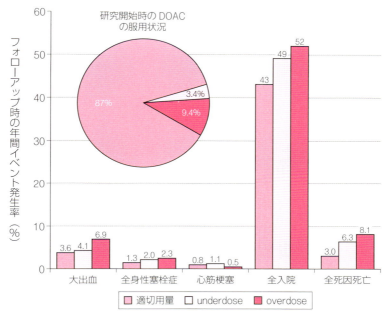

(Steinberg BA et al：J Am Coll Cardiol 2016；**68**：2597-604)

▶ORBIT-AFⅡ研究における登録患者の転帰

　このデータをみて,「不適切用量での投与は行ってはならない」という結論を得るには早すぎます. このデータは,「不適切用量は許容可能かどうか」というクリニカルクエスチョンに対する答えを得ようとしたものではないからです. 現実に存在する不適切用量の実態を叙述することによって, 自分たちが抱える課題をより明確にするという目的が達成されたと考えるべきです. 実際に, 筆者たちは, たとえばunderdose患者でのイベント発生が多かった理由は明らかでないとして, 必ずしも用量のみにその原因を求めることはできないとしています. 一方で, このような患者はRCTには登録されなかった患者群であり, 今後もより注意が必要で, さらなるデータと

付き合わせながら考えることが重要としています．そして，この点では，比較的低く位置づけられている日本のPMSにもまったく同じような価値があります．これまで報告されたPMSは，日本の臨床現場でも同じunderdoseという問題が高い頻度で生じていることをはっきりと明示しているからです．

RWDの活用には自らの準備，課題意識が必要

RCTでは，クリニカルクエスチョンを筆者が作成し，それに対する回答まで用意していました．だから，読者は何の準備をせず，あまりその課題について考えていなくても，それを読みながらあらためて考え，同時にその回答を知ることができました．ある意味，レディメードとも言える状況です．

しかし，RWD研究では，あらかじめYes/Noで答えられるようなクリニカルクエスチョンを筆者は作成せず，現況の詳細な把握に努めています．それこそがRWDの目的だからです．このRCTとRWDの違いは，読者側にとって負担の大きさという面で大きな意味を持ちます．読者にとって，あらかじめ用意されていないということは，まず自らが準備，課題の把握をしていなければならないということを意味しています．したがって，自らに課題意識がなければ，RWDは無用の長物になるということも十分あるでしょう．RWDに，大きなクリニカルクエスチョンに即座に答えるというRCTと同じ役割を与えるには荷が重すぎます．そもそも，RCTには不適合な課題が多い時代になったからこそ，RWDが生まれたことを忘れてはいけません．

RWDの目的は，現状を肯定したり，賞賛したりすることでもなければ，新しい課題設定をしてその答えを提供することでもありません．そのようなRWDの用い方は，本質的にRWDを理解していないことを自ら暴露しています．

RWD の強みはどんなときに発揮される？

RWDの強みは，現況を正確に叙述しているということです．したがって，RWDから大きなメリットを享受できるのは，以下のような場合です．

① 自らが現在の臨床に課題を抱えている．

現在の自分の臨床で困っている点があるものの，それに対する明快な回答が用意されていない．まず，実際の臨床現場でこの問題がどのように対処されているかを知ることから始めたい．

② 自らが現在の臨床に満足していないが，何がその障壁になっているかわからない．

どうも自分の臨床がうまくいっていない気がするが，どこに問題点があるかわからない．自分の診療経験数では把握が困難なため，より大きなデータをみながら課題を具体化したい．

このような考えを持っている場合，RCTよりRWDのほうがずっと貴重なデータを提供してくれることでしょう．製薬企業などの医療関連企業は，現実の臨床におけるギャップを探索し，新しい医療

介入を考えることが必要になっています．そのために，RWDが考えるためのよい素材となってくれることは間違いがありません．

RCTは，医療者に直接さまざまな知恵を授けてくれました．あるいは，知恵を得るために，医療者はRCTを利用してきました．第三者的にはRCTが主人公で，RCTの周りを医療者が回っていたと言えるかもしれません．しかしRWDでは，医療者（読者）自身が主人公です．医療者に問題意識がなければ，RWDだけでは何も生まれません．自分の臨床現場における課題を明確にすることが，RWDを読む前提になります．それは，「○○○について，臨床現場ではどのように処理され，どのような結果を生んでいるかを知り，それをもとに次のステップを考えたい」という思いを持つことです．

「RCTに全貌が記述されていると考えてはならない」
「RWDで比較ができると考えてはならない」
という極論を知っておくぐらいがちょうどよいでしょう．

RWDを読む前提②：「クリニカルクエスチョンに答える」が目的？

- ▶よい数字を見せたいがためにRWDを用いることには，本質的な誤解がある．
- ▶「比較」しているだけでは世の中はすまない．「探索」からスタートしなければならない課題はたくさんある．
- ▶RCTの世界ではRCTが主人公．RWDの世界では医療者（読者）が主人公．
- ▶RWDを読む前に，自分が何を知りたいのかをまず明確にしておく．

③ RWDを読む前提 ③：RCTを読むリテラシーが必要

　RWDの最後の前提は，かなり厳しいと感じるかもしれません．それは，RWDが比較的大きな医学・医療データを扱うため，生物統計解析を用いざるを得ないということに由来するからです．結果的に，生物統計解析を厳格に用いてきたRCTの読み方に習熟していなければならない，つまりRCTを読むためのリテラシーが必要ということになります．しかし，生物統計解析手法そのものに通じている必要はなく，その底流にある考え方を知っていればよいという程度だと思っています．

　「Aという薬物，Bという薬物をそれぞれ10人の患者に服用させたところ，ある検査所見がA薬では1人，B薬では3人で改善したので，B薬はA薬より優れる」というような結果は，それだけではまったく信用できないことは医療者なら誰もが感じています．しかし，医学研究を知らない人にとっては，信用できる結果の一つに映ってしまうかもしれません．実際，マスコミでは，いまだにこれに近いような例が示されることがあります．では，なぜ医療者はこの結果を信用できないと考えるのか，その理由は，すでに医療者にはある程度RCTを読むリテラシーが備わっているためです．RWDを読む際には，その備わっているリテラシーを少し磨いておけばよいでしょう．

「結果」がいつも正しい真実とは限らない

　医学・医療研究の結果は，いつも正しい真実とは限らない，いつ

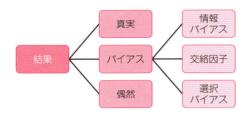

▶医学・医療の結果は何を表しているか？

も外挿できるものとは限らない．しかし真実に近く，かなり外挿できるものもある…医療者はすでにそのような経験を何度もし，その中で研究結果を読むリテラシーが自然に培われています．上の図は，医学・医療研究の結果が表現するものを描いたものです．RWDを読む際には，この図を知っていることは大きな強みになります．

この図に示すように，すべての医学・医療の結果は実存するものですが，必ずしもその提示者が意図している「真実」とは限りません．たまたまそのような結果になったという「偶然」もあれば，提示者が意図していなかった何らかの「バイアス」のためそのような結果になったのかもしれません．

「偶然」による結果

医学・医療研究に「偶然」はそれほど存在しないだろうと考えたくなるかもしれませんが，次の図をみたときそう言い切れるでしょうか．これは急性骨髄性白血病に対する化学療法のクール数をRCTとして検討したもので，試験の中間解析でどのような結果が得られたかを示しています．

症例が集積された最終結果は最下段に示され，結果的に両者の優劣はないという結論が得られていますが，中間解析にあたる2段目

時期	死亡件数 / 患者数		統計量		ハザード比と95%信頼区間		オッズ減少（標準偏差）
	5 クール	4 クール	実測値－理論値	バリアンス	5 クール	4 クール	
1997	7/102	15/100	−4.6	5.5			57%(29), 2P=0.05
1998(1)	23/171	42/169	−12.0	15.9			53%(18), 2P=0.003
1998(2)	41/240	66/240	−16.0	26.7			45%(15), 2P=0.002
1999	51/312	69/309	−11.9	30.0			33%(15), 2P=0.03
2000	79/349	91/345	−9.5	42.4			20%(14), 2P=0.1
2001	106/431	113/432	−6.2	53.7			11%(13), 2P=0.4
2002	157/537	140/541	6.7	74.0			−9%(12), 2P=0.4

0.0　0.5　1.0　1.5　2.0
5 クールが優れている　4 クールが優れている

(Wheatley K et al：Control Clin Trials 2003：**24**：66-70)

▶医学・医療研究における「偶然」の一例

から4段目では統計学的に有意に5クールが優れているようにみえます．本研究を行った研究者とデータ安全性モニタリング委員会は，このデータをみながらも研究計画を着々と地道に継続しました．結果的に，2段目から4段目の中間解析結果は，たまたまそうなったという「偶然」であることがわかったのです．医学・医療研究における「偶然」は決して珍しくないという気持ちを，いつも持っておかなければならないことを示す一例です．

「バイアス」が影響した結果

医学研究結果が表す内容が，単なる「バイアス」にすぎないことは「偶然」とは比較にならないほど多いでしょう．RCTですら「バイアス」が入り込みやすく，その排除に苦労しています．まして，RWDはバイアスだらけと考えておくぐらいがちょうどよいと

思います．製薬企業が行うPMSは，厚生労働省から求められた責務で，必ず企業は行う必要がある一方，医療者にとっては忙しい臨床業務の中で単なる負担にすぎないという側面があります．結果的に，予後が良好で，副作用が生じにくい患者だけが選ばれ，そのPMSの結果は予想以上に良好となりがちです．これは，医療者が患者を選択したことによって生じた「選択バイアス」の結果です．

　数多くある「バイアス」のすべてを網羅し，それについて解説するのは本書の目的からはずれますが，RWDを読んだり，そこから何かを得ようとする場合には，その前にRCTに関するテキストを一度流し読み程度に行っていたほうがよいと思います．必要なのは，生物統計解析手法ではなく，どちらかと言えば，「人はなぜ騙されやすいか」を学ぶようなものと考えればよいでしょう．ただし，これを厳格にやりすぎると，「石橋をたたいて橋をつぶす」ことにもなりかねないので，適度に生かすのが肝要です．

結果をみる際の心得

　ここでは，日ごろから自分がいつも注意しているエッセンスを箇条書きにしておきます．

① すべての研究は，医療者が患者を選択することによって生じる「選択バイアス」を排除できない．

　研究結果は，医療介入の結果ではなく，登録するために患者を選択した過程で生じたものである可能性がある．一見患者を選択していないように思われる保険データベースですら，「ある検査結果が行われた」という抽出作業を行った場合，一部の患者，つまり検査が必要だと感じさせる患者だけを選択したことになる．

② すべての観察研究は，医療介入の結果ではなく，その医療介入が選ばれた患者背景の結果かもしれず，患者背景という「交絡因子」を否定できない．

　医療者は，日常臨床ではある医療介入を行う前に，必ず患者の評価を行い，適していると考えた場合にのみ，その医療介入を行う．つまり，ある医療介入のアウトカムには，そもそも患者背景の評価とその背景自身による結果が内包されており，医療介入とこの患者背景の効果を分別することはできない．

③「この薬は効きますよ」と言われて処方された薬は効きやすいという経験的事実を忘れない．研究目的や意図が明示された場合の患者登録には，この効果（「情報バイアス」）が現れやすい．

　たとえば，薬物のアドヒアランスについて知りたいと考えてなされた研究のアドヒアランスは，通常の日常臨床で観察されるアドヒアランスより高いかもしれない．それは，このような研究には，アドヒアランスの重要性をあらかじめ知っている患者が進んで参加しやすいためである．

④ 研究には，ITT（intention-to-treat）解析（ランドマーク解析）と on-treatment 解析の 2 つがあり，この両者で結果が異なる場合がある．

　ある治療を行おうとしたときに予想される治療効果と，ある治療を実際に行った場合の治療効果は異なり，両者はいずれも重要である．ある治療を行おうと意図しても，全員がその治療を継続できるわけではなく，治療を行う前に予想した効果と，実際に行うことのできた患者での効果は少し違うかもしれない．RWD では，患者を登録した時点における治療内容が記載され，その後の治療変更は考

慮していない（ITT解析，ランドマーク解析）．現実の患者は，その後の経過で治療がくるくると変化する場合が多く，on-treatment的な解析も行う必要があるが，RWDはその要望に答えにくい．

　こう書くとRWDを信じられなくなるかもしれません．1つのRWDをみたとき，その研究における偶然やバイアスを否定することがいつもできないからです．こんなとき，RCTの世界ではどのようにしたでしょう．それは，1つのRCTだけを信用しないで，複数のRCTが同じ方向性を示したときにより信頼性が高いとすることです（第2章-1「エビデンスのピラミッド」；30ページ参照）．同じことがRWDにもあてはまります．偶然やバイアスが大きいRWDであるからこそ，複数のRWDをみて考える必要があるのです．

RWDを読む前提③：RCTを読むリテラシーが必要

▶大量の医学データを扱っている以上，RWDを読むには生物統計解析の素養が必要．

▶解析手法に詳しい必要はなく，考え方だけを知っていればよい．案外，人は医学研究に騙されやすい．

▶ある1つのRWDではいつも不完全．複数のRWDをみてから，初めて考えるようにする．

COLUMN③
プロペンシティスコア(傾向スコア)マッチング

　RWDでは，種々のバイアスのうち交絡因子がもっとも大きな影響を及ぼします．「ある手術の効果を評価するために，手術を行った症例と行わなかった症例の生命予後を比較すると，手術を行った症例の生命予後が圧倒的に良好であった．ただし，限界として，両群には明らかな年齢差があり，手術を行わなかった例では超高齢者が多く含まれていた」と提示されたら，どのように感じるでしょうか．おそらく，この手術の効果が高いという単純な理解はしないでしょう．手術は，そもそも余命が長いと想定される患者に対して行われ，相対的に若年者が多く含まれることになります．逆に，超高齢者では余命が短いからこそ，手術を行わないという選択肢がとられやすいわけです．つまり，「手術を行った症例の生命予後が良好であった」という結果は，もしかすると単純に患者の年齢がその理由であるかもしれません．

　このようなことから，RWDを用いつつ，RCTのように患者背景を揃えて交絡因子を最小限にしようと開発された解析手法がプロペンシティスコア（傾向スコア）マッチングです．

　治療Aを行ったA群，治療Bを行ったB群では患者背景が異なり，単純な比較ができない場合を想定しましょう．その場合，A群の1人の患者背景に似通った人をB群から1人選ぶということを，似通った人がいなくなるまで繰り返せば，A群からA'という群を，B群からB'という群を作成することができます．患者背景が似通った例を1：1で選んでいるので，A'群とB'群の患者背景はある程度揃うはずです．この両群で治療効果を検定すれば，単純にA群，B群の比較を行うより，患者背景が及ぼす影響を少なくすることができます．

　治療Aと治療Bが同じように行われるのではなく，医療者が患者背景の評価をもとに治療法を選択するのであれば，その患者背景を横軸

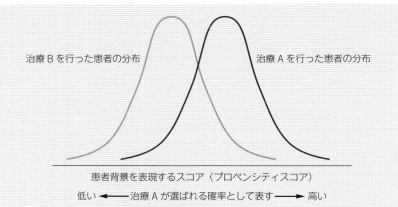

▶患者背景を表現するスコア（プロペンシティスコア）

にとった場合［これが臨床家には理解しにくいですが，さまざまな患者背景を1つの数字に要約しています．その数字はプロペンシティスコア（傾向スコア）と呼ばれ，一人一人の患者に対してその背景因子から治療Aが選ばれる確率（治療Aが選ばれる傾向）を算出しています］，患者の分布は上の図のようになるはずです．

　実臨床では，一般的に治療Aが行われやすいと考えられそうな患者でもさまざまな事情から治療Bが行われることがあるでしょう．また，その逆に，一般的に治療Aが選好されない患者背景でも，治療Aが行われることもあるでしょう．結果的に，治療Aと治療Bを受けた患者背景は，全体としては違っても，その中にはある程度の重なりがあるはずです．この重なりの部分を用いれば，治療Aと治療Bの効果の違いを比較的公平に評価することができるはずです．これがプロペンシティスコアマッチングを用いた解析で，従来の単純な比較よりバイアスの影響を受けにくく，より精度が高いと考えられ，RWDの解析によく用いられています．

　しかし，考えてみると，この解析手法でも，それぞれの群から患者

を選び出すという作業にはある種の課題が残っているようです.
　実際に,

① どのような背景因子がプロペンシティスコアの計算に選ばれたか
ということが, マッチングに影響を及ぼす.
② 大きなサイズのサンプル数があるにもかかわらず, サンプルすべて
を用いないため, データ数が少なくなる. あるいは, 採用されな
かったサンプルはないものと等しくなる.
③ プロペンシティスコアにより選ばれた集団が, もともとの集団を代
表しているとは限らず, 得られた結果をすべての患者に応用できる
かどうかが不明である.

というような指摘があります.
　実際に, プロペンシティスコアマッチングを用いた解析とRCTの
結果を比較し, プロペンシティスコアマッチングを用いた解析のほう
がRCTより治療効果を過大評価しやすいことが報告されています
(Zhang Z et al：J Crit Care 2014；**29**：886, e9-15).

4 RWD を読むための 3 つのキーワード

まずは 3 つの前提を念頭に

　ここまで述べてきた RWD を読むための 3 つの前提は，ともすると忘れやすいというのが私の実情です．というのも，① 自分の課題意識を持つことから出発し，同時に，② 前のめりにならず少し引いた受け入れ態勢で俯瞰しつつ，③ 一つ一つの結果には右往左往しない，という心持ちが必要だからです．自分自身は，このような RWD を読むための前提を，「世俗意識を持った仙人」の心境と例えています．明らかに矛盾する二面性を持ち続けることは難しく，一面を重視すると，もう一つの面は必ず忘れやすくなります．

　読者の皆さんも完全を目指すには，ほど遠いと思われていることでしょう．しかし，これでよいのではないでしょうか．RWD の歴史はまだ浅く，今後も試行錯誤しながら進歩していくことでしょう．日本でビッグデータを扱えるような時代になった頃，このまだ達することができない心境を得ておきたいと願います．

次に 3 つのキーワードに注目する

　そのうえで，実際に RWD に接するとき，人から与えられるままに，指示された通りに咀嚼することだけはやめておこうと思いつつ，次の 3 点に特に注意して RWD を読み解くことが大切です．

① その RWD の「標的集団」は誰か？
② その RWD の「課題意識」は何か？
③ その RWD の「患者数」と「イベント数」はどれぐらいか？

　次項からは，この3つのキーワードについて，自分が注意している点を記します．

RWD を読むための3つのキーワード

▶3つの前提を押さえたら，RWD の3つのキーワードに注目する．

5 「標的集団」に注目する

　医療者は，その教育的過程から受ける性（さが）として，患者を疾患単位でとらえがちです．「病気を診ずして，病人を診よ」という高木兼寛（東京慈恵会医科大学創立者）の言葉がありますが，医学教育の過程から必然的に生じやすい過ちをいさめた言葉として長く生き残っています．

RWDを疾患単位でとらえる落とし穴

　同じことがRWDにもあてはまります．RWDは，病気ではなく，病人のデータを集積したものだからです．この点は，むしろ疾患治療を対象としたRCTと少しニュアンスが異なります．RCTを数多くみてくると，病人より病気に注意が向きがちです．たとえば，私は心房細動治療に関するRCTを数多くみていますが，心房細動という疾患を中心に考えるくせがついています．そして，いつのまにか心房細動患者と聞けば，単純に「心房細動」を有している患者という全体をひとくくりにする見方を取りがちでした．確かに，心房細動患者とがん患者を比較するのであれば，このような見方でもあまり大きな問題はないのですが，心房細動患者は決してひとくくりにできません．

　「心房細動患者を対象として登録を行い，…」，あるいは「保険データベースから心房細動患者を抽出し，…」と聞いたとき，医療者はどのような患者を想定するでしょう．おそらく，頭に浮かべる患者像は，医療者によって大きく異なり，その医療者が日頃診ているような心房細動患者を想定することになりやすいでしょう．疾患

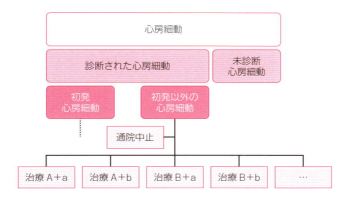

▶さまざまな「心房細動患者」

心房細動の治療は，リズムに対する治療（図中のアルファベット大文字）と脳卒中予防目的の治療（小文字）の2種類が必要なので，治療はその組み合わせとして表しています．実際に，薬物やカテーテル治療などのより具体的なものまで考えると，大文字，小文字に関する治療は2種類以上あるため，この図はより複雑になります．なお，「初発心房細動」の下の点線以下にも，「初発以外の心房細動」と同じものが加わります．また，いったん治療が開始されても，通院が中止されたり，入院，あるいはその他の治療に移行したりする場合もありますが，それらの経過すべてを図に表現することは困難です．

単位で医療を考えていると，具体的な「人」がいなくなってしまう，あるいは自分勝手に想定しまうことの落とし穴に気づきにくくなります．

RWDにおける患者はどんな患者か？：標的集団を意識する

ここで，心房細動患者の地域性，年齢，併存疾患の多様性を思い浮かべるかもしれませんが，RWDではもっと異なる視点が必要です．「心房細動患者」と書かれていた場合，上のような図をまず思い浮かべる必要があります．

多くのRWDでは，これらの心房細動患者すべてを研究対象とすることはできません．つまり，RWDは，いつもこの図の中にある心房細動患者のどれかを選択しており，図の一番上に表記された心

房細動患者を代表できていません．RWD で「心房細動患者」と聞けば，現実社会の心房細動患者なので心房細動患者全体，つまり図の一番上にある患者を表していると，いつのまにか誤解されていることがあります．

　RWD で扱っているのは，この図のうちのどれかであり，それぞれの RWD にこの標的集団があり，RWD ごとにそれは異なっています．一般的に，患者は医療介入を受けないと自然経過をたどり，その予後は現代の医療や教育を受けた患者に比べて不良となります．医療介入を受けない患者は，① 診断されていない患者と，② 診断されたにもかかわらず医療機関への通院を中止した患者から構成され，このうち後者は病識が足りないという意味でその予後はより不良です．結果的に，RWD の標的集団がどのようなものかによって，基本となる予後が大きく異なります．一般的には，通院中止例＞未診断心房細動＞初発心房細動＞通院中の心房細動の順に，将来のイベント発生率が高いと考えられます（未診断心房細動の予後はもちろん不明ですが，このように考えるのが妥当でしょう）．

　先述の GARFIELD 研究は，この重要性を指摘しています．GARFIELD 研究は，初発心房細動患者を登録した RWD 研究です．次の図ではこの研究におけるイベント発生率を，登録後の時間軸で示しています．

　この結果は，疾患発生後の時間経過により，大きくイベント発生率が異なることを見事に示しています．疾患が発生したとき，生体のホメオスタシスが大きく変動すること，新たな治療介入に伴って有害事象が生じやすいことなどが影響しているのでしょう．この図

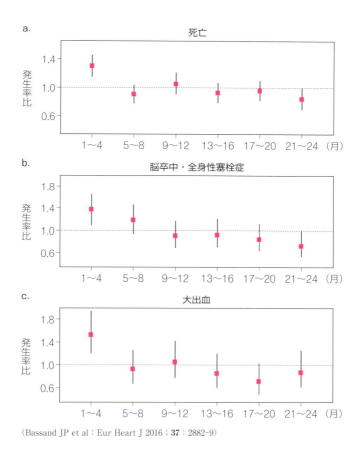

(Bassand JP et al：Eur Heart J 2016；**37**：2882-9)

▶心房細動発症後の経過期間別イベント発生率

をみれば，心房細動発生後数ヵ月以内の心房細動患者を対象とした RWD と，心房細動発生後 1 年以上経過した心房細動患者を対象とした RWD は，「似て非なるもの」だということがわかるでしょう．

誰が診療を行ったRWDなのかに着目する

　標的集団については，さらに知っておかなければならないことがあります．それは，「誰がその患者の診療を行ったのか」という視点です．RCTではあまりこの点は強調されませんが，それはRCTに参加する医療者の多くが当該疾病の専門家であることを前提としているからです．このように書くと，一般医の診療レベルを課題にしているように受け取られるかもしれませんが，そうではありません．誰が患者を登録したかによって，患者の属性が大きく異なるからです．

　次の図は，「心房細動」のタイプが，内科医/プライマリケア医，循環器内科医，不整脈専門医でどのように異なるかを示したものです．比較すると，「初発心房細動」は内科医/プライマリケア医で多

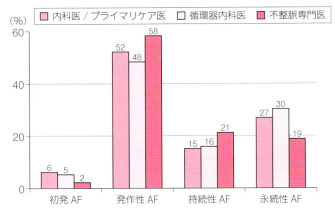

AF：心房細動
(Fosbol EL et al：J Am Heart Assoc 2013；**2**：e000110)

▶医療者の専門性による登録患者の心房細動タイプの違い

く，「発作性心房細動」と「持続性心房細動」は不整脈専門医で多く，「永続性心房細動」は循環器内科医で多いことがわかります．医療者の専門性により，受診する患者層が異なることと同時に，おそらく内科医/プライマリケア医，循環器内科医，不整脈専門医の間で「心房細動患者」に対するイメージが異なるであろうことも示唆しています．

　患者像が異なり，医療者の専門性が異なれば，当然の帰結として，患者が受ける治療内容が異なることも想像されます．実際その通りで，行われた治療内容は有意に異なります．「心拍数調節治療」は内科医/プライマリケア医や循環器内科医で行われやすく，正常な洞調律をめざす「洞調律維持治療」は不整脈専門医で行われやすくなっています．「電気的除細動」，「心房細動アブレーション」，「房室

	全体 (n=10,097), n(%)	内科医/プライマリケア医 (n=1,969), n(%)	循環器内科医 (n=6,584), n(%)	不整脈専門医 (n=1,544), n(%)	p値
心拍数調節治療	6,859(67.9)	1,388(70.5)	4,615(70.1)	856(55.4)	<0.0001
洞調律維持治療	3,202(31.7)	566(28.8)	1,953(29.7)	683(44.2)	
電気的除細動	3,037(30.1)	503(25.6)	1,887(28.7)	647(41.9)	<0.0001
1	1,790(58.9)	313(62.2)	1,138(60.3)	339(52.4)	
2	726(23.9)	118(23.5)	448(23.7)	160(24.7)	
≧3	513(16.9)	72(14.3)	294(15.6)	147(22.7)	
抗不整脈薬治療	4,573(45.3)	847(43.0)	2,824(42.9)	902(58.4)	<0.0001
1	2,939(64.3)	568(67.1)	1,788(63.3)	583(64.6)	
2	923(20.2)	159(18.8)	549(19.4)	215(23.8)	
≧3	368(8.1)	71(8.4)	203(7.2)	94(10.4)	
ワルファリン治療	8,256(81.8)	1,532(77.8)	5,403(82.1)	1,321(85.6)	<0.0001
心房細動アブレーション	552(5.5)	100(5.1)	320(4.9)	132(8.6)	<0.0001
外科的メイズ術/ハイブリットメイズ術	194(1.9)	32(1.6)	104(1.6)	58(3.8)	<0.0001
房室結節アブレーション	220(2.2)	34(1.7)	142(2.2)	44(2.9)	0.0778

（Fosbol EL et al：J Am Heart Assoc 2013；**2**：e000110）

▶医療者の専門性による心房細動治療の違い

結節アブレーション」も同じく不整脈専門医で行われやすくなっています.「（脳卒中予防目的の）ワルファリン治療」の施行率は循環器内科医と不整脈専門医ではほぼ同等ですが，内科医/プライマリケア医では若干低くなっているようです.

標的集団が自分の意図するものかどうか

RWDを読む際には，① そこで取り上げられている患者が全体の中のどの標的集団にあたるのかを意識すると同時に，② 誰がその患者の診療を行っているかを見極めることがきわめて重要です．第一義的に，この ①② が基本的な患者の特性，行われやすい治療の特性と反応，そしてイベント発生率を決定づけるためです.「このRWDでは，○○○患者に対して…」と聞いたり，読んだりするときにはぜひ，どんな患者で，どのような医療者が登録したものなのかを念頭におくようにしましょう.

患者像が自分が想定したものに近ければ，そのまま読み進んでよいと思います．もし，想定した患者とかなり違うなと感じたら，話半分に聞いておいてよいのではないでしょうか．そうでなくても，RWDは多すぎるぐらいで，近い将来もっと増加するはずですから，取捨選択することは重要です.

自分が想定している患者に近いと思った場合には，有用な情報が得られる可能性が高いでしょう．患者の属する国や地域性の問題は，とりあえず念頭におくぐらいでよいと思います．国や地域が違うからという理由ですべてを棄却してしまうと，おそらく利用できる医学情報がなくなってしまうからです．この辺りは，現時点ではある程度柔軟に考えざるを得ません．ちなみに，本項で取り上げた

図表は，すべて海外からの RWD ですが，その内容はおそらく日本でも通用すると私は思っています．

「標的集団」に注目する

- ▶「病気を診ずして，病人を診よ」
- ▶患者を疾患単位でひとくくりにしない．標的集団が患者全体の中のどこに存在するのか，誰がその診療を行っているのかは，RWD の読み方を変える．
- ▶自分が意図する標的集団でないなら，話半分に聞いておく．あふれる RWD から取捨選択することも必要．
- ▶欲する条件をすべて満たせるほど，まだ RWD は成熟していない．欲はほどほどがよい．

6 結果ではなく「課題意識」に注目する

　標的集団がチェックできて，読み進めようと考えたときは，次にそのRWDの課題意識に心を配るようにします．RWDの目的は「叙述」でした．「叙述」であると言っているにもかかわらず，「比較」が目的ではないかと疑ってしまうようなRWDが数多くあります．このように「比較」が前面に出ている場合，そのRWDが持つ課題意識が適切でない可能性があり，その研究結果は読者をミスリードするものかもしれません．

　RWDの課題意識は，次の2つによって構成されています．

① データベースの成り立ち
② RWDを用いた筆者の主張のあり方

データベースが作成された意図や資本をチェック

　数多くのRWDがありますが，それらはすべてデータを入力，集積したデータベースからもたらされたもので，そのデータベースは誰かが何らかの意図を持って作ったものです．意図だけで作れるのならまだ話は単純ですが，資本も必要です．多くの場合，ボランティアだけで作成できるものではなく，ボランティアだけで作成したデータベースは，どうしてもデータの質という意味で問題（誤入力，欠損値など）があります．そのため，データベースの作成には，意図と資本が必要条件となっており，資本を用いたデータの質の確保が要求されています．

96　第3章◉RWDを読むコツ

読者の立場ではデータの質の良否を判定し，そこから RWD を取捨選択することはできません．しかし，データベースが作成された意図や資本は知ることができます．そして，この意図と資本から，その RWD が持つ課題意識が透けてみえる場合もあるのです．RWD の結果（主張）と，意図，資本の三者が大きく関連していると考えられる場合には，注意するという態度が必要でしょう．

　その意図がもっともわかりやすいのは保険データベースです．これは，基本的に医療費を管理することを目的としたデータベースです．医療現場で，どのような疾患が増加・減少しているか，各疾患に対して医療費がどのように使われているかを叙述・把握し，次の政策（アメリカの場合は保険会社の経営施策）の策定に用いようとすることが，その意図です．多くの場合，RWD の主要結果となるイベント発生率に影響を及ぼすような意図はなく，この点に関する注意は不要でしょう．対照的に，日本で行われている PMS の意図は明確でなく（そもそも規制当局から製薬企業に課せられたものです），しかもその資本は該当する薬物を販売している製薬企業です．この状況をどのようにとらえるかはその人次第ですが，明らかに保険データベースの成り立ちとは異なります．この場合，意図や資本に密接に関連するイベント発生率については引き気味にみておいたほうがよい一方で，73 ページに示したような薬物の underdose に関する結果は，意図や資本との関連度が低くなるため，異なる扱いをすべきでしょう．

　医師主導で行われる患者登録研究は，保険データベース研究と PMS の中間にあたるものが多いようです．本書で繰り返し取り上げている GARFIELD 研究は，DOAC の上梓に伴い，RCT との

ギャップを叙述するという意図で開始されました．その資本は製薬企業です．しかし，医師主導であるため，製薬企業は患者に資するためだけに資本を提供し，データベースの運用，データ解析，発表には関与していません．自分がこれまで行ってきたものを例に取り上げれば，J-RHYTHM Registry は日本人に対するワルファリン処方の現状とそのアウトカムを叙述することが意図であり，その資本は製薬企業から提供されています．Shinken Database は，都心部に住む循環器疾患患者の特徴とアウトカムを叙述し，心臓血管研究所付属病院のスタッフが用いる基礎的データを明らかにすることを意図とし，その資本は心臓血管研究所が提供しています．

　もちろんまだ証明されていませんが，私自身はこのようなデータベースが作られた意図と資本は，本質的にデータベース自体に影響を及ぼすと考えています．RWD 研究の結果に，データベースの意図や資本との何らかの関連性が疑われる場合には，少し距離をおいてみておいたほうがよいのではないでしょうか．

RWD の論文タイトルに筆者の主張が表されていないか？

　RWD の成り立ち（意図と資本）と同じように重要な点は，筆者の主張，しいて言えば，筆者が何をどのように主張したいのかという筆者の課題意識です．こう書くと，論文内容をすべて読まなくてはならないのかと落胆するかもしれませんが，これほど多い RWD 関連論文の「考察（Discussion）」まですべて読み込むことは不可能です．しかし，筆者の課題意識は，時に論文タイトルに透けてみえる場合があります．

　一つの例を取り上げましょう．Thrombosis and Haemostasis に

掲載された論文（Lip CY et al：Thromb Haemost 2016；116：975-86）のタイトルです．

Real-world comparison of major bleeding risk among non-valvular atrial fibrillation patients initiated on apixaban, dabigatran, rivaroxaban, or warfarin. A propensity score matched analysis（アピキサバン，ダビガトラン，リバーロキサバン，またはワルファリンで開始された非弁膜症性心房細動患者の大出血リスクに関するリアルワールド比較：プロペンシティスコアマッチング分析）

　RWD を扱った論文ですが，ここではその解析手法や結論はさておき，読者がこの論文タイトルから受ける印象を考えてみてほしいと思います．

　ここまで読まれた読者は，RWD は「叙述」が目的であることを知っています．どうしても比較したい場合もありますが，プロペンシティスコアマッチングなどの苦労をしてもバイアスからは逃れ得ないことも知っているはずです．したがって，筆者がもし謙虚であれば「比較」という用語は控えめな扱いになるはずで，とても論文タイトルの前面に記すのはどうかと考えるはずです．自分は，このタイトルをみて不自然さを感じ，この論文と距離をおくことにしました．実際，RWD の論文タイトルに「比較（comparison）」を前面に出したものはきわめてまれです．

　取り上げた例は非常に極端な例です．多くの場合，叙述的な「Effectiveness and safety of…」というようなタイトルが用いられています．それでは，タイトル以外に，筆者の隠された主張が表

された場所はどこでしょう．これは感覚的なものになりますが，抄録（Abstract）の結論部（Conclusion）に書かれた文章の謙虚さです．もう少し踏み込めば，Discussion の最後に書かれた Limitation の精密さ，丁寧さだと思っています（その一例を 126 ページに掲載しています）．

自分なりに RWD の信頼度，重要度をはかる

私自身は RWD について，① その論文が表した研究結果と，データベースの成り立ちが遠ければ遠いほど，② その論文の筆者の主張が謙虚であればあるほど，信頼性が高いと考えて接するように心がけています．しかし，この判定方法に，まだ客観的な基準は持ち切れていません．ただ，これは RWD に限らないことではないかとも思います．現在，インターネットや新聞にさまざまな情報があふれています．真偽のほどが定かではないもの，何か提示者の意図が隠されたものなどもその中に交じっています．その中で，多くの人が，その情報の重要度を自ら判定し，取捨選択しているはずです．情報がどのように取られたか，情報提供の様子，タイトルの過激性・謙虚性，情報作成者の意図は何かなどが，その取捨選択の大きな基準になっているのではないでしょうか．

結果ではなく「課題意識」に注目する

- ▶RWDの信頼性は,その課題意識に関連している.
- ▶RWDのデータベースの作成に,どのような意図と資本があったのだろうか.
- ▶RWD論文の筆者は,なぜこの論文を執筆したのだろうか.
- ▶データベースの成り立ちや筆者の伝え方に,RWDの信頼性が透けてみえる場合がある.

7 「患者数」と「イベント数」に注目する

　「リアルワールド」という言葉は，現実の社会をすべて写実するかのようなイメージを想起させます．しかし，普通の生活感覚では，そんなことが不可能なことを誰もが知っています．実際，RWDは現実の世界から何らかのかたちで一部の患者を抽出して解析したものです．実は，このなにげない抽出という作業，なかでも対象をどれぐらい抽出したかという点が重要なのですが，忘れられがちです．この点に関しては普通の生活感覚のほうがずっとまともだと思うので，医療とは関係のない一例を取り上げてみます．

　「東京都港区に住む外国人の割合を知りたい」と考えたあなたは，それを部下に調査するよう命じました．時が今ならインターネットで調べればすむ問題かもしれませんが，時代は昭和，そんなことが不可能な時代に生きる部下は，六本木の交差点を行く人の中で，外国人の割合を調査すればよいと考えました．調査した部下が次のような報告をしたとしたら，あなたはこの結果をどの程度信じますか？

　「交差点の信号を渡る人を数えたら，50人のうち5人が外国人でした．港区在住の外国人は10%と考えるのが妥当です」

誰もがこの部下の回答に違和感を覚えるはずです．あなたは部下にどのような指示を与えるでしょう．「**50人では不確かだ．もっと観察する人数を増やした結果をもってきなさい**」，「**六本木の交差点だけではこころもとない．ほかの交差点も同じように調査しなさい**」…，つまり，サンプル数が少ないとその結果はまだ信用できないわけです．

　　　　あなたの指示を受けた部下は丹念に再調査を行いました．六本木だけでなく，西麻布，青山一丁目，芝など多くの交差点で街行く人を観察し，外国人の割合をカウントして合算し，次のようにあなたに報告しました．
「合計1,000人の街行く人を調査し，外国人はちょうど100人，10％でした．港区の外国人の割合は10％と結論できます」

　あなたはこの答えに納得できるでしょうか．1,000人も調査したのだから，「約10％」だとは思うものの，ちょうど10％なんてことはないだろうと感じるはずですが，サンプル数としてはまずまずだと思ったかもしれません．一方で，サンプル数をどこまで増やせばよいのかは難しいところです．増やせば増やすほど信用度が上がることは確実ですが，人手と経費を考えれば現実には限界があり，どこかで満足しなければなりません．

次に，あなたは「港区で杖を持って歩いている人の割合を知りたい」と思いつき，部下に同様の調査を命じました．部下は同じ調査方法を用い，あなたに次のように報告しました．
「合計 1,000 人の街行く人を調査しましたが，なにぶん都会の真っただ中なので，この調査はなかなか骨が折れました．根気強く観察し，杖を持って歩いていた人は6人でしたので，0.6%と結論づけられます」

　あなたは，この報告に納得できるでしょうか．1,000 人というサンプル数は，前回の調査で，あなたがこれでよいだろうと満足した数字です．

　それでも何か違和感が残ったあなたは，あと2回同じ調査を行ってみるよう部下にお願いすることにしました．しぶしぶ再調査を行った部下の報告は，次のようなものになるかもしれません．
「同じやり方で再調査を行ったら，2回目は 12 人，3回目は3人が杖を持っていたので，頻度は2回目が1.2%，3回目は0.3%でした」

　再調査によって，頻度が倍になったり，半減したりしてしまうのでは，いったい何を信じればよいのでしょう．その原因は，頻度の

104　第 3 章 ◉ RWD を読むコツ

低さにあります．頻度が低ければ低いほど，「たまたま」が生じやすいことは，日常生活で幾度となく経験しているはずです．あなたは，サンプル数だけではなく，「杖を持っている人の数」（イベント数）がそれなりの数字になるまで観察を続けるように命じればよかったわけです．ただし，イベント数がどの程度の数字になれば十分なのかは判然としません．ここでも現実的に可能な範囲で決めることになるでしょう．前述の例では，3回の調査で，杖を持って歩いている人の割合が 0.3〜1.2％という幅の広い範囲の中にあるだろうということがわかった程度と考えるのが無難でしょう．

　これらの例は，

- 全体から一部を抽出して算出した数字には，信頼度が不確かなものが混じっている．
- 不確かさの原因を調べたうえで，信頼度を上げる努力をしたかが問われる．
- 努力は現実的に可能な範囲にとどまらざるを得ず，算出された数字はどれだけ頑張ってもせいぜい「約○％」，あるいは「○〜○％程度」という回答にとどめることが誠実である．

ことを教えてくれます．

「約」という感覚が持つ重要性

　このようなことは，普通の生活感覚なら当然のことなのですが，いったん医療の分野に足を踏み入れると，たとえば，

- 1年間で50人中2人にイベントが生じたため，イベント発生率

は 4%/年であった.
- 1,000 例を観察して年間イベント発生率が 1.5%という薬物 A と 1.9%という薬物 B では，薬物 A が優れる.

というようなあやしい表現にもすぐ惑わされてしまいます.

　普通の生活感覚では，ほとんどの数字に「約」という概念が根付いています. 提示された数字そのものではなく，その前後周辺に本当の値があるのだろうという感覚です. RWD でも，この当然の感覚が必要です.

　この感覚を，生物統計学的には「区間推定」と呼んでいます. 真実の数字はいつもわからないから，せいぜい頑張ってその範囲（区間）を推定してみましょうというまっとうな感覚です.「95%信頼区間」という用語を聞いたことがあると思います. 95%の確率で，自分が知りたい数字が存在するであろうという範囲という意味で，生活感覚の「約」にあたります.

　少し難しいですが，イベント発生率の 95%信頼区間を統計学的に表現してみます. 覚える必要はまったくありませんが,「約」がどのような因子によって決まるのかがわかります.

　測定された頻度（比率）p, 標本数を n としたとき,

95%信頼区間＝$[p-1.96\sqrt{p(1-p)/n},\ p+1.96\sqrt{p(1-p)/n}]$

となります. 医学的にはサンプル数とイベント数を用いますから，

サンプル数 n, イベント数 n' とすると ($p = n'/n$), その95%信頼区間は,

$$[n'/n - 1.96/n \times \sqrt{n'(n-n')/n},\ n'/n + 1.96/n \times \sqrt{n'(n-n')/n}]$$

と表現されることになります. つまり「約」の範囲は,

$1.96/n \times \sqrt{n'(n-n')/n}$ の2倍

です.

　数式そのものはわかりにくいのですが, サンプル数, イベント数がそれなりに揃わなければ, その信頼区間が幅広くなってしまう, つまり生活感覚でいう「約」の幅が大きくなってしまうことがわかります. さきほどの港区の例では, サンプル数, イベント数をどのように決めればよいかわからないと書きましたが, 現実的に可能な範囲で, この95%信頼区間の幅ができるだけ狭くなるような努力をしたほうがよいということになります. ちなみに, 先ほどあげた医学的な例で95%信頼区間を計算してみます.

- 50人中2人にイベント発生をみた場合の95%信頼区間は0〜9.4% ➡4%という数字をとてもそのまま信頼するのは難しい.
- 薬物AとBの年間イベント発生率の95%信頼区間は, それぞれ0.75〜2.25%, 1.1〜2.7% ➡両者の重複区間が大きく, どちらが優れているとはとても言えない.

と感じるはずです.

「約」の感覚を RWD でどう生かすか？

　「約」の持つ重要な意味合いが理解できたとしても，一介の医療者がすべての RWD に対して，一つ一つ自分で信頼区間を計算しようとすることはナンセンスです．また，そんな面倒なことをする必要もまったくありません．なぜならば，良識ある RWD では「抽出」という作業の難しさを知る謙虚さとともに，観察された値だけではなく，その 95％信頼区間も併記することにしているからです．「観察された値はこうでしたが，次にもう一度同じことをしたら，ひょっとすると次に示すような範囲の幅で変動してしまうかもしれません」…，良識的な表現です．

　26 ページで取り上げた表をもう一度示します．この表をみて，死亡率 3.83％，脳卒中発生率 1.25％と「点」で理解するのではなく，死亡率は 3.6〜4.1％ぐらい，脳卒中発生率は 1.1〜1.4％ぐらいという「幅」で理解するのが，今の私の RWD の読み方です．逆に言えば，RWD で示された数字に 95％信頼区間が記載されていない場合，「絶対そのままのかたちで信用しない」と決めておきます．

	発生率（95%信頼区間）（%）
全死亡	3.83（3.62-4.05）
心臓突然死	1.55（1.42-1.70）
非血管死	1.37（1.25-1.51）
原因不明	0.91（0.81-1.02）
脳卒中・全身性塞栓症	1.25（1.13-1.38）
大出血	0.70（0.62-0.81）
急性冠症候群	0.63（0.55-0.73）
うっ血性心不全	2.41（2.24-2.59）

（Bassand JP et al：Eur Heart J 2016；**37**：2882-9）

▶GARFIELD 研究における年間イベント発生率

「約」がない決めつけには，裏に何か思惑があるかもしれません．実情は，95％信頼区間が幅広すぎるため，（恥ずかしくて）書けなかっただけということもあるでしょう．たとえば，先にあげた50人中2人にイベントが発生した場合を正直に記載すると，「イベント発生率4％（95％信頼区間0〜9.4％）」（もしかすると0％かもしれないし，9.4％かもしれないという意味）という少し間の抜けた記載になってしまいます．それよりも，単に「イベント発生率4％」と書いたほうが格好がつくというのもわかりますが，そのような「約」のない数字は誤って用いられることが得てして多いというのも事実です．このようなことから，95％信頼区間が記載されていない数字は，サンプル数，イベント数が十分でない可能性が高く，今のところは放っておくというのが無難な対処法です．

　このように，この「約」，つまり95％信頼区間に注目すると，信頼できるRWDと，とりあえず放っておけばよいRWDに簡単に分類することができます．洪水にようにあふれるRWDにおぼれないための策の一つです．

　そして，この95％信頼区間に注目し始めると，2つ以上の異なるRWDに対する見方も少し変わるかもしれません．一例として，ドイツのドレスデン（人口約50万人）で行われている多施設共同登録研究のDresden NOAC Registryから報告されている，ダビガトラン，リバーロキサバンに関する成績を取り上げてみます．患者背景が異なるので，本来これら2つの薬剤の報告の比較をしてはならないと知っていても，同じ登録集団からのデータである以上，思わず比較したくなるのが人間の性です．そのとき，そのイベント発生率を点として注目してしまうと，脳卒中，一過性脳虚血発作

	全ダビガトラン 投与患者 (n=341)	ダビガトラン 150 mg, 1日2回 (n=158)	ダビガトラン 110 mg, 1日2回 (n=183)	p値 150 mg vs 110 mg
脳卒中/TIA/全身性塞栓症	1.90(0.87-3.60)	0.86(0.10-3.12)	2.88(1.16-5.93)	0.109
主要心血管イベント	3.60(2.10-5.77)	2.16(0.70-5.04)	5.00(2.58-8.73)	0.103
急性冠症候群	0.84(0.23-2.14)	0.43(0.01-2.39)	1.23(0.25-3.58)	0.290
主要な静脈血栓塞栓症	0(発生なし)	0(発生なし)	0(発生なし)	該当なし
大出血	2.30(1.15-4.12)	1.72(0.47-4.41)	2.85(1.15-5.87)	0.337
すべての出血	34.52(28.71-41.16)	29.08(21.84-37.94)	40.34(31.45-50.97)	0.069
小出血	22.54(18.05-27.80)	20.77(14.90-28.18)	24.40(17.86-32.54)	0.357
臨床的に重要な非大出血	12.58(9.48-16.37)	9.23(5.64-14.26)	15.87(11.05-22.07)	0.051

表中の値は，年間の患者100人当たりのイベント数（95%信頼区間）を示す.
（Beyer-Westendorf J et al：Thromb Haemost 2015；**113**：1247-57 より改変）

▶Dresden NOAC Registry におけるダビガトランの成績

	全リバーロキサバン 投与患者 (n=1,204)	リバーロキサバン 20 mg, 1日1回 (n=820)	リバーロキサバン 15 mg, 1日1回 (n=384)	p値 20 mg vs 15 mg
脳卒中/TIA/全身性塞栓症	1.7(1.2-2.3)	1.25(0.8-1.9)	2.7(1.6-4.2)	0.0163
主要心血管イベント	2.0(1.4-2.6)	1.7(1.2-2.5)	2.5(1.5-4.0)	0.2145
急性冠症候群	1.1(0.7-1.6)	0.8(0.4-1.4)	1.8(0.9-3.1)	0.0444
主要な静脈血栓塞栓症	0.35(0.2-0.7)	0.4(0.1-0.8)	0.3(0.04-1.1)	0.4752
大出血	3.0(2.3-3.8)	2.4(1.7-3.3)	4.5(3.0-6.5)	0.0073
すべての出血	61.5(57.2-66.0)	64.4(59.1-70.0)	55.5(48.5-63.2)	0.0593
小出血	34.9(32.0-38.0)	37.9(34.3-41.9)	28.4(23.9-33.6)	0.0028
臨床的に重要な非大出血	22.75(20.6-25.0)	22.2(19.7-24.9)	24.0(20.1-28.4)	0.3668

表中の値は，年間の患者100人当たりのイベント数（95%信頼区間）を示す.
（Hecker J et al：Thromb Haemost 2016；**115**：939-49 より改変）

▶Dresden NOAC Registry におけるリバーロキサバンの成績

（TIA），全身性塞栓症はダビガトラン使用群で高く，大出血はリバーロキサバン使用群で高めになる，というような直感的な理解をしてしまうかもしれません．ところが，点ではなく幅，つまり95%

信頼区間に注目してみると，ダビガトラン使用群とリバーロキサバン使用群の脳卒中，TIA，全身性塞栓症の発生率と，大出血の発生率ではともに重複している幅が広いことに気づくでしょう．つまり，この2つの論文で報告されているイベント発生率に大きな差はないと理解できるわけです．

　このような理解をし始めると，RWDに表わされている数字の持つ意味が変化します．下に示す表は，デンマークの患者登録研究のDanish National Patient Registryより，抗凝固薬が新規処方された心房細動患者を抽出し，1年後の脳卒中・全身性塞栓症発生率を算出したという報告から数字を抜き出したものです．RWDでは，このようにいくつものリアルワールドからさまざまな数字が報告され続けるので，思わずこのような数字の羅列に麻痺してしまうか，あるいは自分にとって都合のよい数字だけを診療に取り入れてしまうという落とし穴にはまりがちです．では，先述のDresden NOAC Registryに報告された数字に加えて，このDanish National Patient Registryの数字をどのように頭の中で整理すればよいでしょう．

　数字だけを点としてみると，ダビガトラン，リバーロキサバン使

	発生率（95%信頼区間）（%）
ビタミンK拮抗薬	2.01（1.80-2.21）
ダビガトラン	2.12（1.90-2.39）
リバーロキサバン	2.06（1.73-2.47）
アピキサバン	2.46（2.07-2.85）

（Staerk L et al：Eur Heart J 2017：**38**：907-15）

▶Danish National Patient Registryにおける脳卒中・全身性塞栓症の年間発生率（%）

用群における脳卒中・全身性塞栓症発生率は，ドレスデンよりデンマークのデータで若干高いようにみえます．患者背景が違えば，TIA 例を含むかどうかも違い，抗凝固薬の新規処方例か継続処方例かといったことも違うので当然です．それでも，95%信頼区間をみれば，すべての報告で重複している区間がそれなりにあることに気づきます．たとえば，Dresden NOAC Registry のダビガトラン使用群，Danish National Patient Registry のダビガトラン使用群のイベント発生率を 95%信頼区間として並べてみるとよいでしょう．この理解の方法を，イメージとして図に示します．

この図では A〜D の RWD 研究でさまざまな数字が赤い点として示されています．点としてはさまざまでも，幅（95%信頼区間）としてみれば重複がみられるということに着目してみましょう．真のイベント発生率はおそらくその重複の範囲（点線内）にあるのではないかと考えるのが自然です．つまり，複数の RWD を前に 95%信頼区間を用いて眺めながら，その一貫性が何かを考えるというスタンスが全体を俯瞰することにつながります．一方で，滅多にないことですが，他の RWD 研究が示すイベント発生率の 95%信頼区間から，大きくかけ離れているような場合（図の「RWD X」）には，そ

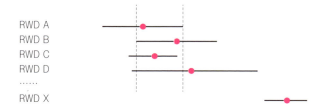

▶複数の RWD を 95%信頼区間を用いて眺めてみよう

こに特殊な要因があると考えるべきです．

　「大同小異」という言葉があります．数多くあるリアルワールドは，まずこの「大同小異」でとらえることから始め，必要な場合に正しい「小異」にこだわるという態度が適切だと思います．「大同」が把握できていない状況では，「小異」にこだわりすぎて判断を誤ってしまうという嫌いがあります．そして，この「大同小異」を判断するための最低必要条件が，十分な患者数，イベント数，95％信頼区間の明示となるわけです．

「患者数」と「イベント数」に注目する

- ▶患者数とイベント数が十分に大きく，イベント発生率の95％信頼区間が明示されているかどうかをみる．
- ▶この条件を満たさないRWDはとりあえず放っておく．
- ▶イベント発生率を点としてではなく，幅（区間）としてみる癖をつける．
- ▶複数のRWDで共通する事象や重複する区間に注目する．
- ▶RWDの把握のための大原則は「大同小異」であることを忘れない．

第4章

あふれた「リアルワールド」にある，自分にとっての有益な情報

発展する保険データベース（ビッグデータ）を読む際の注意

1

　今後ますますRWDの報告数が増加するでしょう．私は，前章に書いたコツを使いながら，自分にとっての有益な情報を，この「あふれるRWD」の中から上手に「取捨選択する」時代になっていくと思っています．これまで馴染んできたRCTの時代では，RCTがそれほど多くなく，「取捨選択する」必要に迫られた記憶があまりありません．すべてを読み，どの程度，あるいはどのように自分の医療に反映させるかを考えていればよい時代でした．ITによる情報過多の時代では，一般社会でも情報の取捨選択が重要になってきています．医療の世界もその例外ではないということでしょう．このRWDの取捨選択を，フェアに，かつ丹念に行ってくれる信用度の高い研究者がいれば，その研究者にときどき時代の趨勢をまとめてもらうというのも十分に有効な方法だと思いますが，キュレーションサイト（インターネット上の情報をテーマ別にまとめたサイト）の最近の信用度低下からみても，継続性という意味でなかなか難しいかもしれません．

患者登録研究と保険データベース研究は異なる

　医療者にとって，RCTや患者登録研究といったRWD研究は比較的身近に感じられるものです．しかし，保険データベースなどのビッグデータを用いたRWD研究は，具体性に乏しく，ともすれば患者登録研究と同じ土俵でとらえられてしまう嫌いがあります．このように書いている私自身もその例外にもれず，保険データベースを用いた研究に参加する機会を得るまで，患者登録研究の延長線上

116　第4章◉あふれた「リアルワールド」にある，自分にとっての有益な情報

でとらえていました．しかし，実際の研究に携わると，RWDを取捨選択するうえで，患者登録研究と保険データベースを用いた研究は異なるものとして理解しておいたほうがよいと思うようになりました．そこで，その保険データベース研究を読む際の注意点について記すことにしましょう．

実例にみる保険データベース研究

一口に保険データベース研究といっても，用いるデータベースの実態は国によってさまざまです．国が行っているもの，民間保険会社などがDPC（diagnosis procedure combination；診断群分類別包括評価）データとして保有しているもの，それぞれに内容が異なるでしょう．データへのアクセス許容度，それらのデータを用いる申請方法，倫理委員会のあり方なども，さまざまだと思います．もしかすると，そのような国によるシステムの違いが気づかれにくい落とし穴となっている可能性もありますが，実際のところ私にもその詳細はわかりません．そこで，私自身が参加した日本の保険データベース研究から学んだことに絞って述べていきます．

私が参加した日本の保険データベース研究の成果は，Journal of Cardiology オンライン版（http://www.journal-of-cardiology.com/）にて発表済で，そのタイトルは「Usefulness of a healthcare database for epidemiological research in atrial fibrillation」というものです．タイトル通り，日本における心房細動疫学研究で保険データベースが有用かもしれないという内容になっています．日本の心房細動研究で保険データベースが用いられるのは初めてであり，その検証を行おうとしたものです．具体性のあるほうがわかりやすいので，まずその結果を示しておきます．

63 ページの図に示したように，日本の心房細動患者における脳卒中発生率は諸外国に比べ低率である可能性が患者登録研究によって示されています．しかし，もしかすると，患者登録施設や医師の専門性による影響があるかもしれないと私は考えていました．これを検証するには，一般病院やプライマリケア医による他の患者登録研究が必要ですが，今のところその情報は入手できません．そこで，日本の保険データベースで調査すればどうだろうという理由から本研究が始まりました．このような研究意図に対し，製薬企業が資金を拠出して成立した研究となるわけです．

　ワルファリンだけが抗凝固療法として用いられた時代のデータベースですが，この研究から，CHADS$_2$ スコア別，CHA$_2$DS$_2$-VASc スコア別，ワルファリン投与の有無別の脳卒中発生率を Kaplan-Meier 曲線で次ページに示します．図の右にある非ワルファリン投与下のデータをみればわかりますが，CHADS$_2$ スコア 2 点以下，CHA$_2$DS$_2$-VASc スコア 3 点以下の脳卒中発生率は欧米のものに比べて，かなり低率になっています．日本の患者登録研究と保険データベース研究にある種の一貫性がみられたことは，日本において心房細動患者の脳卒中予防を考えたとき，欧米における考え方をそのまま持ち込むことに危険が伴うことを教えてくれます．本論文中には，その他，日本の心房細動患者の実態を叙述した図表が数多く掲載されています（RWD の性です）．詳細を知りたい方は，論文を読んでいただければ，読者によってそれぞれ得るところが違うかもしれません．

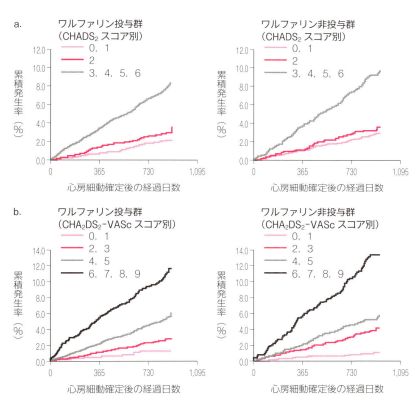

(Journal of Cardiology オンライン版)

▶日本の心房細動患者における脳卒中発生率
a 図は CHADS$_2$ スコア別，b 図は CHA$_2$DS$_2$-VASc スコア別，左がワルファリン投与下，右がワルファリン非投与下の脳卒中発生率を示しています．

　さて，私自身はできあがってきたこのデータを初めてみたとき，日本の保険データベースも捨てたものではないと思いました．しかし，それはこの研究に自ら参加し，その研究過程を知っているからなのです．逆に，その実情を知っているから，日本の保険データベースにあるデータをただ単純に集積しただけの RWD はかなり怪しいものになるとも感じました．

この一見矛盾した表現は，なかなかわかりにくいかもしれません．そこで，このデータベースの成り立ち，本研究中に苦労したことを述べていきましょう．

診療報酬明細書から成立したデータベース

　本研究で扱ったデータベースは，メディカル・データ・ビジョン株式会社（MDV社）が製薬企業向けに製品として供給しているEBM Providerという保険データベースです．MDV社が病院と個別に契約を交わして作成したデータベースで，今回は100の急性期病院で得られたDPCデータが，地域の偏りなく統合されているそうです．もちろん，研究者側には，それがどのような病院群なのかは伏せられていますが，このうち，2008年4月から2013年9月までの外来患者，入院患者のDPCデータが含まれています．

　この時点で，医療者は患者登録研究におけるデータと同じようなものを想定しがちですが，まったくその内容が異なります．目の前にあるのは診療報酬明細書（レセプト）のデータベースです．月ごとに請求される支払明細書の束のようなものを想像すればよいでしょう．もちろん個人情報は削除されたうえで，性別，年齢，保険上の病名コード（ICD-10），診療日ごとになされた検査コード，投薬コード，指導，入院など保険上の加算内容などが，ただ羅列的に1ヵ月分並べられたものが，患者の通院期間分含まれています．長期加療している患者の場合は，このようなコードが淡々と十数ページ以上にわたって並べられています．そもそも，医学のためのデータではなく，診療報酬請求のためのデータベースなので当然ですが，実際に自分でみると想像とかけ離れていて，とても医学研究には向かないと感じてしまったほどです．しかも，病名は診療報酬請

求上のものなので，検査のための病名（疑いを含む）が多数混じっています．書かれた病名をそのまま信用するわけにはいきません．脳CTを行うための検査病名である「脳梗塞」などはその典型例です．日本の保険データベース研究の信用度が低いと思われがちなのは，診療報酬請求のための病名が多すぎるためでしょう．

どうやって研究対象者を抽出するのか？

そこで，研究対象とするイベントの精査を行う必要がありますが，画像，検査結果などはなく，カルテとの紐付けもまったくできない状態で，どのように行えばよいでしょう．本研究における私の一番の関与は，まさしくこの診療報酬コードからイベントの真偽をはかるというものと言って過言ではありませんでした．患者登録研究では，データの未入力，誤入力などが多数生じますが，これを登録者に問い合わせながら，データとして欠損値や矛盾のないものに修正する作業を「データクリーニング」と呼んでいます．この作業の多くはコーディネーターやデータマネージャーが行います．保険データベース研究では，患者と担当医が不在であり，コーディネーターは存在しません．結果的に，このデータクリーニングを，患者を知らない医師とデータマネージャーの協力作業で行うのです．

しかし，本研究の対象者，つまり診療報酬明細書の束は，約19,000人分です．これらの診療報酬をすべてみて，その明細だけから保険病名の真偽を約19,000人分医学的に判断することはほぼ不可能でしょう．そこで，無作為抽出という方法がとられました．本研究では，たとえば心房細動患者の脳卒中発生率がその主とするテーマの一つですから，「心房細動」という保険病名がつけられ，その後に「脳梗塞」などの脳卒中を疑わせる病名が新たに加わった診

療報酬を，あらかじめ決められた人数分無作為に抽出します．そして，請求された診療報酬から，病名の医学的判断を行いますが，これだけではかなり信用度が低くなっています．そこで，たとえば「脳梗塞」という病名がつけられているにもかかわらず，その日に脳 CT や MRI が行われていなければ，それは保険病名にすぎないと判断します．あるいは，画像検査は行われているものの，その後まったく入院がない場合も，同じように考えられるかもしれません．「脳梗塞」という保険病名だけでは信頼できないため，さらにどのような検索条件を掛け合わせればよいかを考察します．たとえば，脳卒中を考えれば，① 入院という行為が行われている，② リハビリテーションが行われているなどさまざまな必要な条件があげられるかもしれません．そこで，保険病名の「脳梗塞」に加えて，考えられた条件を「and」や「or」などで組み合わせながら，再び患者検索を行います．このように検索された診療報酬の中から無作為抽出を行い，あらためてその診療報酬の明細に記載された項目すべてが，真の脳卒中に矛盾しないかどうかを判断します．このような作業を繰り返して，真のイベントを抽出するための検索条件を決定するのです．

　本研究で最終的に検索条件として定義されたものを，次ページに示します．非常に複雑な検索条件となっていますが，条件の定義づけさえできれば，デジタルデータとなっている保険データベースの処理はしやすく，Kaplan-Meier 曲線の作成までの道のりは短いと言えます．

　医療者の目からみれば，「対象症例の抽出」と言われると「最終的にカルテとの付き合わせを行う」作業を想像してしまうかもしれ

各イベント	検索条件の設定
脳卒中	以下の①～③をすべて満たすもの ①画像検査 画像検査（CT，MRI）が，心房細動の確定以降（診断日を含む）に行われているもの．画像検査（CT，MRI）が，心原性脳塞栓症の脳卒中イベントの評価期間中に行われているもの（外来患者：確定診断がついた翌日以降，入院患者：退院の翌日以降）．入院期間中の2回目以降の画像検査は除く ②画像検査を行った月に，I60～I64（ICD-10分類コード）として脳卒中の診断がついているもの ③以下のどちらかを満たすもの； ・画像検査実施から30日以内の脳血管疾患のリハビリテーション実施 ・画像検査実施から30日以内の死亡
全身性塞栓症 　1．網膜血管閉塞	以下の①～③をすべて満たすもの：眼科検査 ①眼科検査が，心房細動あるいは心原性脳塞栓症の確定以降（診断日を含む）に行われている．同じ入院期間中の2回目以降の眼科検査は除く ②眼科検査を行った月におけるH34「網膜血管閉塞症」の診断 ③以下のa）とb）を満たすもの： 　a）眼科検査実施日あるいは翌日の抗凝固薬／抗血小板薬の処方 　b）眼科検査実施から30日以内の抗凝固薬／抗血小板薬の非処方
2．網膜血管閉塞 　　以外	以下の①～④をすべて満たすもの ①画像検査 MRI，CT，X線（造影剤使用）あるいは血管エコーが，心房細動あるいは心原性脳塞栓症の確定以降（診断日を含む）に行われている．同じ入院期間中の2回目以降の画像検査は除く ②全身性塞栓症（入院時の疾患名を含む）と，画像検査を行った月に診断される，または入院中に記録される ③画像検査の実施日あるいは翌日：治療 　以下の条件のどちらかを満たすもの ・画像検査実施日あるいは翌日に5,000単位より多量のヘパリン投与あるいは血栓除去による治療 ・画像検査実施から30日以内の死亡 ④画像検査日に緊急医療，集中治療管理の診療報酬が計算されている
頭蓋内大出血	以下の①～④をすべて満たすもの：①の条件は，心房細動の診断がついた日以降，入院中に起こったイベントが適用．再入院中のイベントは適用されない ①病歴（心房細動に限る） ICD-10分類における以下の疾患名が，心房細動の確定月以前に発症していない ・脳血管疾患（I60～I69）．ただし，くも膜下出血後遺症（I690），脳内出血後遺症（I691），脳卒中後遺症，出血，または梗塞と明示されないもの（I694）を除く ・頭蓋内損傷（S06） ②画像検査 画像検査（MRIあるいはCT）が，心房細動あるいは心原性脳塞栓症の確定月（診断日を含む）以降に行われている．同じ入院期間中の2回目以降の眼科検査は除く ③疾患名 ICD-10分類における以下の疾患が，画像検査の実施と同月に発症している ・脳血管疾患（I60～I69）．ただし，くも膜下出血後遺症（I690），脳内出血後遺症（I691），脳卒中後遺症，出血または梗塞と明示されないもの（I694）を除く ・頭蓋内損傷（S06） ④脳卒中のリハビリテーション 以下の条件どちらかを満たすもの ・画像検査実施から30日以内の脳卒中リハビリテーション ・画像検査実施から30日以内の死亡

(J Cardiol 2017 online)

▶脳卒中発生例を抽出するための検索条件

ません．しかし，保険データベースの世界では，そのような作業は倫理的に，またデータベースの成り立ちからも不可能です．このような作業は，「validation study（検証試験）」と呼ばれ，保険データベースを疫学データとして用いる場合に必須の作業とされています．ただし，健康保険システム，インフラには国による差異が大きく，世界で統一された方法がない以上，各国で作成していくしかありません．今回は，心房細動患者における脳卒中，全身性塞栓症，頭蓋内大出血を保険データベースから抽出する validation study を行ったということになります．保険データベースを用いた研究と聞いて，このような validation study の存在を知らずに，反射的に「信頼できない」と考えてしまいやすい土壌がまだ日本にはあります．

診断的中率の誤差は大きい

一方で，validation study が完璧かというとそうではありません．最終的には，もう一度あらためて定義づけられた条件で抽出作業を行い，さらにその中から無作為抽出し，その新しい診療報酬明細群を用いて病名の真偽を複数の専門家が別々に医学的に判断し，その結果から総合的な正答率を記載します．しかし，その結果は必ずしもよいものとは限りません．本研究では，脳卒中については74％，全身性塞栓症については87％，頭蓋内大出血については85％の陽性的中率でした．医療者の目からみれば，とても良好な診断率とは考えにくいかもしれません．しかし，保険データベースの分野では，70％以上あれば信頼性として許容できると考えられています．実際に，陽性的中率を上げようとして厳しい検索条件を加えれば加えるほど，今度は逆に，真に脳卒中であった可能性の高い患者が検索から漏れてしまう可能性が高まります．

全世界的に，このような保険データベースを用いた報告が激増しています．おそらく，心房細動に興味のある医療者の多くは，そのような研究成果をみて，あたかも患者登録研究のように，記載された数字をそのまま信用していたのではないでしょうか．確かに，患者数，イベント数が極端に多いため，そのイベント発生率の95%信頼区間は狭く，小さな統計学的有意差を検出しやすくなっています．しかし，数字の誤差は小さくても，診断的中率の誤差は予想以上に大きいことを知っておくべきです．付け加えて言えば，多くの場合，患者背景因子に用いられる「高血圧」，「糖尿病」などは，そのまま保険病名を用いている場合もあれば，何らかの条件が付加されている場合もあります．そもそも，「心房細動」という保険病名は診療請求の対象に心電図そのものがない以上，validation study さえできません．病名の診断には，患者登録研究とは比較できないほど誤差が生じていることは，念頭におくべきでしょう．

保険データベース研究の意義と限界を知る

　これらの状況を踏まえると，「だから，有用ではない」と片付けてしまいたくなるかもしれません．しかし，このような方法を取らなければわからない事実は数多く存在しています．私の参加した研究は，まさにそのようなものでした．得られた結果も事実の一つであることに変わりなく，他のデータベースと付き合わせながら，あるいは複合的に考えるのであれば有用な情報になり得ることは間違いありません．

　本項では，保険データベースに対する思い込みを払拭するために，自分の経験から一部の側面を強調しましたが，その他にも注意しなければならないことがあります．それをすべて詳細に述べるこ

とはしませんが，Journal of the American Heart Association に掲載されている保険データベース研究論文（Yao X et al：J Am Heart Assoc 2016；5：e003725）の最後に記載されている Limitation を掲載します．保険データベースを用いた RWD の限界が的確に述べられていると思います．

- 本検討では慎重にプロペンシティスコア（傾向スコア）による調整を行っているが，未知の交絡因子の存在は否定できない．
- 保険請求コードに基づく疾患定義のため，誤分類の可能性が否定できず，また出血基準などに基づいた判定は困難である．
- 心房細動のタイプや左室駆出率といったパラメータ，OTC 薬の併用状況は保険データベースからではわからない．
- 保険データベースでは死亡情報はわからないので，死亡率を正確に評価することはできない．
- すべてのワルファリン服用患者の INR（international normalized ratio；国際標準比）は評価することができない．
- サブグループ解析は，多くの比較による偽陽性と，検出力不足による偽陰性の可能性がある．

発展する保険データベース（ビッグデータ）を読む際の注意

▶日本では，「健康保険」という名前からもたらされる思い込みが大きい．一方で，海外の保険データベースをすぐに信じてしまいやすいというパラドックスがある．

▶保険データベースにおいては患者やカルテが不在だからこそ，validation studyの持つ重要性が増す．

▶イベント発生率は見かけ上その信頼区間は狭いが，診断的中率の誤差が大きいことを忘れない．

▶保険データベース研究は，患者登録研究とはまったく異なる限界を数多く有している．

2 みんなにとっての RWD，自分にとっての RWD

　幾何級数的に増大する RWD を読むうえで注意すべき点について述べてきました．最後に本項では，あらためて，私が遠くから RWD をどのようにみているかを示しておきたいと思います．

　RWD を読む前提とコツを忘れないようにしながら，以下のことが，大事であることを述べてきました．

① **RWD をすべて口に入れるのでなく，取捨選択する.**
② **一つ一つの RWD でなく，複数の RWD にみられる一貫性を最重要視する.**

　最後の項目では，この RWD の持っている核心を自分の感覚として表現してみます．

　広い宇宙の中にたくさんの星があります．その星の一つにあなたが立っているとしましょう．あなたは，この星の環境を変えて，より良い星にしたいと願っています．

　自らの生きる環境をより良くするにはどうすればよいでしょうか．自分の星のことだけをよくみていれば，それで十分でしょうか．ほかの星のことを少しは勉強して，参考にしたほうがよいだろうと誰もが思うはずです（①）．

周囲を見渡したあなたは，数多くの他の星を望遠鏡で眺め，その様子をうかがいました．しかし，よく見える星，雲のためぼやっとしか見えない星などさまざまです．そもそも数えきれないぐらい星があることに気づきました．

　よりよくするために少しは勉強しなくては…と思った瞬間，それほど世の中は甘くないことを知ります．少しは…と思ったのが，間違いだったのではと困惑するほどです（②）．困惑したあなたは，すべてを同時に観察して俯瞰できるという「宇宙大望遠鏡」が販売されていることを知ります．ラッキーと思わず購入してみました．たしかに，プラネタリウムのように全貌は見えるのですが，どうにも，自分の星をよくする方法を思いつかないばかりか，足が宙に浮いたような気分になるばかりです（③）．

　遠い星のことを知ってもすぐには役立ちそうにないと気づいたあなたは，近くにある星のことをまずじっくり観察することから始めました．同じ惑星群ですから，自分の星と似たような環境がありそうです（④）．ある日，その一つの惑星の観察を通して，星をよくする一つのアイデアをひらめきました．そのアイデアをすぐ実践しましたが，自分の星は思い通りによくなりません．別の日に，もう一度その星を観察したところ，そのように見えたのは雲のせいであることがわかったのです（⑤）．

　こんな経験をしてから，毎日近くの星を観察しつつ，何

か確信が得られるまで観察だけをし続けようと，あなたは決心しました．そうしているうちに，ある方向の近くにある星だけでなく，別の方向にある近くの星にも同じ A という現象が観察されることに気づきました．その 2 つの星は，空気がきれいなことで有名です．空気をよりよくしたいと思っていたあなたは，A 現象を自分の星に起こす計画を立てました（⑥）．

　A 現象を引き起こすことによって星の空気をよくしたあなたは，自分の星が近くの星と遜色ない，欲目には少しよいぐらいになったと感じることができるようになりました．そこで，余裕ができてもう少し遠くの星まで観察するような習慣がつきました．何度も観察していると，どうも自分の星にはない B という現象が頻回に生じて星の状態をよくしているようにみえる星に気づきましたがですが，惑星群のなかでかなり離れた星にみられた現象がはたして自分の星にも通用するのかどうか，まだ自信が持てません（⑦）．

　こんな観察を地道に続けているうちに，あなたは自分の星でも，はるか遠い星でも，同じことが生じていることに気づいたのです．それは，光の速度が一定であるということでした（⑧）．

例えがうまくないかもしれませんが…

① 自分の行っている医療だけをみていれば自己過信に陥る．他の医療をみる経験は，自分の医療を改善するために必要だが，何をどのように参考にするのかは，その人次第．

②「RWD」の多さは,「困惑」という言葉がもっともフィットする．

③「グローバル」という言葉をそのまま信じれば，わけがわからなくなる．

④ 自分の置かれた立場と似た環境での RWD がもっとも役に立つ．

⑤ 一つの RWD にはさまざまな誤差があるため，それだけでは騙されてしまうかもしれない．

⑥ 似た環境で一貫性のある複数の RWD に気づけば，考え方が整理される．

⑦ 違った環境の RWD の生かし方は，人次第．もしかすると逆効果になるかもしれないし，思わぬよき結果を導き出すかもしれない．

⑧ いつも同じ現象が RWD に観察されるのならば，それは生物としてのヒトに共通する現象なのだろうと考える．

　プラネタリウムに投影された数々の星を思い浮かべてください．医療者はそれぞれの環境が異なる星で診療を行っています．それぞれ医療者にとって有益な情報は，自分に似た環境にあるはずです．まず，環境が似通った RWD を探しましょう．もしそんな情報が見つかったら，それは，あなたにとってとても有益でしょう．しかし，その同じ情報は，他の環境で治療する医療者にとっては無益な情報かもしれません．また，都道府県単位などもっと広い範囲で考える必要があるときは，もう少し取捨選択の対象となる RWD を拡げる必要があるでしょう．観察範囲を広げれば広げるほど，種々雑多に見えて難解に見えるかもしれませんが，それは当然です．しかし，そこに共通する何かが見つかれば，それは自分の置かれた環境だけ

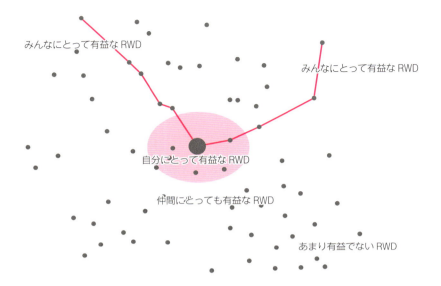

▶ RWDの持つイメージ図：いかにフェアに取捨選択するべきか？

でなく，もっと広い範囲まで通じる原則かもしれません．しかし，それでも，かけ離れた医療環境には通用しない原則かもしれません．そして，もし，プラネタリウム全体（RWD全体）に共通する現象がみつかったら，すごく幸運です．おそらく，宇宙（人間）全体にも通用することでしょう．その瞬間は，「医療」が「医学」に迫ったというべき瞬間だと思います．

索　引

95％信頼区間　105

欧　文

After Eighty 試験　50
atrial fibrillation insurance data　14
atrial fibrillation randomized control
　trial　9
atrial fibrillation registry　9

CHA_2DS_2-VASc スコア　25, 116
$CHADS_2$スコア　62, 116
compare　71

Danish National Patient Registry
　110
describe　71
DOAC（direct oral anticoagulant）　9
Dresden NOAC Registry　108

EBM Provider　118
effectiveness　35
efficacy　34
efficiency　36
evaluate　71

GARFIELD 研究　20, 60, 90, 97

HAS-BLED スコア　25

intention-to-treat（ITT）解析　81

J-RHYTHM Registry　66, 98

lost to follow-up　13

observational study　3
on-treatment 解析　81
ORBIT-AF Ⅱ研究　72
overdose　72

PERR（prior event rate ratio）　47
PICO　16
PMS（post-marketing survey）　3,
　68
PubMed　9

RALES 試験　38
RCD（routinely collected data）　45
RCT の「種」　11
RWD（real world data）　2

Shinken Database　98

UK General Practice Research
　Database（GPRD）　47
underdose　71

validation study　122

和　文

い
意図　96
イベント数　103
イベント発生率　11

え
エビデンスのピラミッド　30
エビデンスレベル分類　30

か
課題意識　96
観察研究　3

き
キュレーションサイト　114

く
偶然　78
区間推定　105
クリニカルクエスチョン　74

け
傾向スコアマッチング　83
検証試験　122

こ
抗アルドステロン薬　38
高カリウム血症　41
交絡因子　81, 83

さ
サンプル数　103

し
市販後調査　3, 68
資本　96
情報バイアス　81
叙述　69, 71
人種差　60
診断的中率の誤差　122
心房細動 RCT　9
心房細動患者登録研究　9
心房細動の保険データ　13
診療報酬明細書　118

す
スピロノラクトン　38

せ
選択バイアス　80

た
大同小異　112
ダビガトラン　64, 108

ち
地域差　66
超高齢者　50
直接作用型経口抗凝固薬　9

つ
追跡不能患者　13

て
データクリーニング　119

は
バイアス　79

ひ
比較　69, 71
評価　71
標的集団　88

ふ
不適切用量　72
フレイル患者　50, 54
プロペンシティ（傾向）スコアマッチング　83

ほ
保険データベース　97, 118
保険データベース研究　115

や
「約」という感覚　104

ら
ランドマーク解析　81

り
リアルワールドデータ　2
リバーロキサバン　108

わ
ワルファリン　64

◀著者紹介▶

山下　武志（やました　たけし）

（公財）心臓血管研究所　所長

1986 年	東京大学医学部卒業
	内科研修を経て
1989 年	東京大学医学部附属病院第二内科
1994 年	大阪大学医学部第二薬理学講座
1998 年	東京大学医学部附属病院循環器内科助手
2000 年	（財）心臓血管研究所
2011 年	（財）心臓血管研究所所長兼付属病院長
2014 年	（公財）心臓血管研究所所長・CVI ARO Chairman

日本心電学会第 10 回木村栄一賞，日本循環器学会 YIA 賞，世界心電学会 YIA 賞受賞

著書／訳書に
「ECG ブック―心電図センスを身につける」（MEDSi，1998 年，共訳）
「ECG ケースファイル―心臓病の診療センスを身につける」（MEDSi，2000 年，共著）
「心筋細胞の電気生理学―イオンチャネルから，心電図，不整脈へ」（MEDSi，2002 年，著）
「心房細動に出会ったら」（メディカルサイエンス社，2008 年，著）
「不整脈で困ったら」（メディカルサイエンス社，2009 年，著）
「3 秒で心電図を読む本」（メディカルサイエンス社，2010 年，著）
「フォーカス！ 最後の心房細動診療」（南山堂，2017 年，著）
など多数

リアルワールドデータの真っ赤な真実―宝の山か，ゴミの山か

2017 年 7 月20日　発行	著　者　山下武志
	発行者　小立鉦彦
	発行所　株式会社 南 江 堂
	〒113-8410 東京都文京区本郷三丁目 42 番 6 号
	☎（出版）03-3811-7236　（営業）03-3811-7239
	ホームページ http://www.nankodo.co.jp/

印刷・製本 三報社印刷
装丁 花村 広

The Truth of RWD
Ⓒ Nankodo Co., Ltd., 2017

定価は表紙に表示してあります．
落丁・乱丁の場合はお取り替えいたします．
ご意見・お問い合わせはホームページまでお寄せください．

Printed and Bound in Japan
ISBN978-4-524-25273-2

本書の無断複写を禁じます．

JCOPY 〈（社）出版者著作権管理機構 委託出版物〉

本書の無断複写は，著作権法上での例外を除き，禁じられています．複写される場合は，そのつど事前に，（社）出版者著作権管理機構（TEL 03-3513-6969，FAX 03-3513-6979，e-mail: info@jcopy.or.jp）の許諾を得てください．

本書をスキャン，デジタルデータ化するなどの複製を無許諾で行う行為は，著作権法上での限られた例外（「私的使用のための複製」など）を除き禁じられています．大学，病院，企業などにおいて，内部的に業務上使用する目的で上記の行為を行うことは私的使用には該当せず違法です．また私的使用のためであっても，代行業者等の第三者に依頼して上記の行為を行うことは違法です．

〈関連図書のご案内〉 ＊詳細は弊社ホームページをご覧下さい《www.nankodo.co.jp》

ゼロから始めて一冊でわかる! みんなのEBMと臨床研究
神田善伸 著　　　　　　　　　　　　B5判・218頁　定価(本体3,600円＋税)　2016.10.

2週間でマスターする エビデンスの読み方・使い方のキホン
能登洋 著　　　　　　　　　　　　　A5判・96頁　定価(本体1,600円＋税)　2013.9.

新 英語抄録・口頭発表・論文作成 虎の巻 忙しい若手ドクターのために
上松正朗 著　　　　　　　　　　　　A5判・186頁　定価(本体2,500円＋税)　2017.3.

百戦錬磨のインターベンション医が教える 国際学会発表・英語論文作成 成功の秘訣
村松俊哉 編　　　　　　　　　　　　A5判・236頁　定価(本体2,900円＋税)　2015.7.

あなたのプレゼン 誰も聞いてませんよ! シンプルに伝える魔法のテクニック
渡部欣忍 著　　　　　　　　　　　　A5判・226頁　定価(本体3,000円＋税)　2014.4.

恋する医療統計学 研修医 凡太郎, 統計の勉強をゼロから始めて学会発表までいきま～す!
中川義久 著　　　　　　　　　　　　A5判・190頁　定価(本体2,700円＋税)　2015.4.

初心者でもすぐにできる フリー統計ソフトEZR(Easy R)で誰でも簡単統計解析
神田善伸 著　　　　　　　　　　　　B5判・214頁　定価(本体3,800円＋税)　2014.11.

ナニコレ? 痛み×構造構成主義 痛みの原理と治療を哲学の力で解き明かす
阿部泰之 著　　　　　　　　　　　　A5判・160頁　定価(本体2,800円＋税)　2016.6.

ただいま留学準備中 医師が知るべき留学へのコンパス
田中栄 監修／大谷隼一 著　　　　　A5判・110頁　定価(本体2,200円＋税)　2016.4.

超・EPS・入門
村川裕二・山下武志 編　　　　　　　B5判・160頁　定価(本体3,400円＋税)　2016.6.

EPS概論
村川裕二・山下武志 編　　　　　　　B5判・404頁　定価(本体12,000円＋税)　2011.1.

不整脈診療のトラブルシューティング 65のシークレット
山下武志・髙橋淳・栗田隆志 編　　　B5判・230頁　定価(本体4,700円＋税)　2011.10.

不整脈クリニカルプラクティス 不整脈専門医をめざして
井上博・山下武志 編　　　　　　　　B5判・286頁　定価(本体7,800円＋税)　2009.3.

ナース・研修医のための 心電図が好きになる!
山下武志 著　　　　　　　　　　　　A5判・162頁　定価(本体2,500円＋税)　2004.9.

看護師・検査技師・研修医のための ペースメーカー心電図が好きになる! (改訂第2版)
山下武志・葉山恵津子 著　　　　　　A5判・164頁　定価(本体2,500円＋税)　2014.10.

臨床雑誌外科2016年5月号 特集: 医療ビッグデータと外科
　　　　　　　　　　　　　　　　　　B5判・114頁　定価(本体2,600円＋税)　2016.5.

今日の治療薬2017 解説と便覧(年刊)
浦部晶夫・島田和幸・川合眞一 編　　B6判・1,392頁　定価(本体4,600円＋税)　2017.1.

定価は消費税率の変更によって変動いたします. 消費税は別途加算されます.